DIETA VEGETARIANA 2025

100 Receitas Nutrição Ética na Cozinha do Futuro Uma Abordagem Moderna para uma Vida Saudável e Sustentável

KLARLOCK

Quero agradecer a minha esposa Esterlyn pelas fotos da capa

ISENÇÃO DE RESPONSABILIDADE

Este livro tem como objetivo fornecer material útil e informativo sobre os temas abordados na publicação. Ele é vendido com o entendimento de que o autor e o editor não estão envolvidos na prestação de quaisquer serviços médicos, de saúde ou outros serviços profissionais pessoais no livro. O leitor deve consultar seu médico, profissional de saúde ou outro profissional competente antes de adotar qualquer sugestão deste livro ou tirar qualquer conclusão. O autor e o editor isentam-se expressamente de qualquer responsabilidade por qualquer responsabilidade, perda ou risco, pessoal ou não, decorrente, direta ou indiretamente, do uso e aplicação de qualquer conteúdo deste livro.

OBSERVAÇÃO

Todas as receitas deste livro foram elaboradas para quatro pessoas. Para esta quantidade devem ser considerados os ingredientes indicados nas receitas. Caso seja necessário alterar a porção, recomenda-se ajustar proporcionalmente as doses dos ingredientes. Recomenda-se também seguir atentamente as instruções de preparo e cozimento para obter o melhor resultado. No contexto deste livro, quando nos referimos a "uma xícara" como unidade de medida de ingredientes, queremos dizer usar uma xícara de cozinha padrão com capacidade de aproximadamente 240 mililitros. É essencial usar um copo medidor para obter as quantidades certas de ingredientes. Se não tiver copo medidor, pode usar um copo medidor graduado, certificando-se de que corresponde corretamente às proporções indicadas. Aqui estão alguns exemplos 1 Xícara de farinha 100 gr. 1 xícara de arroz 200 gr. 1 Xícara de Quinoa 200 gr

RECEITAS SEGUNDO PRATOS

RECEITAS LATERAL

INTRODUÇÃO À DIETA VEGETARIANA

A dieta vegetariana é uma dieta que exclui o consumo de carne e peixe, concentrando-se principalmente em alimentos de origem vegetal. Este tipo de dieta pode ser adotado por vários motivos, incluindo considerações éticas, ambientais, religiosas ou de saúde. Tipos de dietas vegetarianas Existem diversas variações da dieta vegetariana, incluindo: 1. Lactoovovegetariana: Inclui laticínios e ovos. 2. Lactovegetariano: Inclui laticínios, mas exclui ovos. 3. Ovovegetariano: Inclui ovos, mas exclui laticínios. 4. Benefícios de uma Dieta Vegetariana A adoção de uma dieta vegetariana pode oferecer inúmeros benefícios à saúde, incluindo: Redução do risco de doenças crônicas:. Saúde intestinal: Uma dieta rica em fibras provenientes de frutas, vegetais, legumes e Os grãos integrais promovem uma boa digestão e saúde intestinal. Considerações nutricionais Embora a dieta vegetariana possa ser muito saudável, é importante planejar cuidadosamente as refeições para evitar deficiências nutricionais. Alguns nutrientes que requerem atenção especial incluem: Proteína: As fontes vegetais de proteína incluem legumes, nozes, sementes, tofu e tempeh. Vitamina B12: Esta vitamina é encontrada principalmente em produtos de origem animal, por isso os vegetarianos podem precisar de suplementos ou alimentos fortificados. Ferro: Embora presente em muitos vegetais de folhas verdes, o ferro vegetal é menos facilmente absorvido pelo organismo do que o ferro animal. Consumir vitamina C junto com alimentos ricos em ferro pode melhorar sua absorção. Cálcio: Importante para a saúde óssea, pode ser encontrado em laticínios, folhas verdes, tofu e produtos fortificados. Ômega3: Os ácidos graxos ômega3, essenciais para a saúde do coração e do cérebro, podem ser obtidos a partir de sementes de linhaça, sementes de chia, nozes e algas marinhas.

O QUE É A DIETA VEGETARIANA

A dieta vegetariana é um regime que exclui o consumo de carne e até de peixe, utilizando apenas alimentos de origem vegetal, frutas, vegetais, legumes, cereais e frutos secos. Dependendo das variações, pode incluir ou excluir laticínios, ovos e outros produtos de origem animal. As principais variações da dieta vegetariana incluem: Lactoovovegetariana: Inclui laticínios e ovos. Lactovegetariano: Inclui laticínios, mas não ovos. Ovovegetariano: Inclui ovos, mas não laticínios. História da Dieta Vegetariana A prática do vegetarianismo tem raízes antigas que remontam a diferentes culturas e tradições espirituais. Alguns dos momentos-chave na história da dieta vegetariana incluem: Antiguidade Hinduísmo, Jainismo e Budismo: Estas religiões, originárias da Índia, promoveram o vegetarianismo durante séculos, em parte devido à filosofia de ahimsa, que significa não violência para com todos os seres vivos. Grécia e Roma Antigas: Alguns filósofos, como Pitágoras, promoveram uma dieta vegetariana baseada na crença de que era mais saudável e eticamente superior. Idade Média Durante a Idade Média, o vegetarianismo era praticado principalmente em contextos monásticos, onde algumas ordens religiosas adotavam dietas sem carne por razões espirituais e ascéticas. Era Moderna Século XIX: O vegetarianismo moderno começa a tomar forma, com a fundação da Sociedade Vegetariana no Reino Unido em 1847. Este período assiste a uma crescente consciência dos benefícios para a saúde de uma dieta baseada em vegetais. Século 20: A ideia de uma dieta vegetariana se espalha ainda mais por meio de movimentos naturais de saúde e ecologia. Figuras influentes como Mahatma Gandhi promovem o vegetarianismo como parte de sua filosofia de vida.

Filosofia da Dieta Vegetariana A dieta vegetariana é frequentemente adoptada por uma combinação de razões éticas, ambientais e de saúde: Ética: Muitos vegetarianos optam por evitar o consumo de carne para reduzir o sofrimento animal. A filosofia do ahimsa, que promove a não violência contra todos os seres vivos, é uma motivação comum. Ambiente: A produção de carne tem um impacto significativo no ambiente, contribuindo para a desflorestação, as alterações climáticas e a utilização intensiva de recursos hídricos. Saúde: Estudos científicos demonstraram que uma dieta baseada em vegetais pode reduzir o risco de muitas doenças crónicas, incluindo doenças cardíacas, diabetes tipo 2 e alguns tipos de cancro. Além disso, os vegetarianos tendem a ter pesos corporais mais saudáveis e maior longevidade.

DICAS PRÁTICAS PARA SEGUIR A DIETA VEGETARIANA

A Dieta Vegetariana Adotar uma dieta vegetariana pode ser simples e gratificante com um pouco de planejamento. Aqui estão algumas dicas práticas para ajudá-lo a seguir uma dieta vegetariana equilibrada e saborosa: 1. Planeje a variedade de refeições: Certifique-se de incluir uma grande variedade de alimentos em suas refeições para obter todos os nutrientes que você precisa. Combine diferentes vegetais, frutas, legumes, grãos integrais, nozes e sementes. Cardápio Semanal: Planeje um cardápio semanal para equilibrar os nutrientes e facilitar o preparo das refeições. Isso também o ajudará a fazer compras direcionadas e a reduzir o desperdício. 2. Garanta a ingestão adequada de proteínas Combine diferentes fontes de proteína: Combine legumes, grãos integrais, nozes e sementes em diferentes refeições para obter todos os aminoácidos essenciais.

Incorpore produtos de soja: Tofu, tempeh e edamame são excelentes fontes de proteína completa. Experimente receitas: experimente novas receitas vegetarianas para variar suas fontes de proteína e mantê-lo interessado na dieta. 3. Preste atenção aos micronutrientes Vitamina B12: Considere tomar suplementos de vitamina B12 ou consumir regularmente alimentos fortificados, como leites e cereais à base de plantas. Ferro: combine alimentos ricos em ferro com fontes de vitamina C (como frutas cítricas, pimentões e morangos) para melhorar a absorção do ferro vegetal. Cálcio: Inclua folhas verdes, leite não lácteo fortificado, tofu e laticínios (se você os consumir) para manter uma boa ingestão de cálcio. Ômega3: Certifique-se de incluir sementes de linhaça, sementes de chia, nozes e suplementos de óleo de algas para obter ácidos graxos ômega3 suficientes. 4. Cozinhe de forma criativa Explore novas cozinhas: Muitas cozinhas internacionais oferecem pratos naturalmente vegetarianos, como a culinária indiana, mediterrânea e asiática. Explore receitas e pratos de diferentes culturas. Use especiarias e ervas: Adicione sabor e variedade aos seus pratos com especiarias, ervas frescas e temperos. Experimente substitutos de carne: Experimente produtos de soja, seitan, jaca e outras alternativas de carne à base de plantas para diversificar suas refeições. 5. Compre rótulos de leitura inteligente: verifique os rótulos dos alimentos para ter certeza de que não contêm ingredientes de origem animal ocultos. Compre produtos frescos e locais: Escolha frutas e vegetais da estação e, se possível, compre produtos locais para garantir frescura e apoiar a economia local. Armazenamento: Mantenha um bom suprimento de legumes secos ou enlatados, grãos integrais, nozes, sementes e outros alimentos de longa duração para ter sempre ingredientes nutritivos à mão. 6. Eduque-se e eduque-se Recursos online: Use blogs, sites e aplicativos para encontrar receitas, dicas e informações nutricionais. Livros de receitas: invista em alguns livros de receitas vegetarianas para se inspirar e dicas de como preparar refeições balanceadas e saborosas. Grupos de apoio: Junte-se a grupos vegetarianos online ou locais para compartilhar experiências, receitas e conselhos práticos. 7. Ouça o seu corpo Monitore sua saúde: Faça exames regulares com seu médico para monitorar os níveis de nutrientes no sangue e certifique-se de que sua dieta atenda a todas as suas necessidades nutricionais. Flexibilidade: Se precisar fazer alterações na sua dieta, faça-o de forma gradual e consciente, adaptando as refeições às suas necessidades pessoais e estilo de vida. Conclusão Seguir uma dieta vegetariana requer algum planeamento e consciência, mas com estas dicas práticas, você pode garantir que está comendo uma dieta equilibrada, saborosa e nutritiva. Experimente novos ingredientes e receitas e aproveite os muitos benefícios ambientais e de saúde que esta escolha alimentar pode oferecer.

BENEFÍCIOS DA DIETA VEGETARIANA

A adoção de uma dieta vegetariana pode trazer inúmeros benefícios para a saúde, o meio ambiente e o bem-estar animal. Aqui estão alguns dos principais benefícios: 1. Benefícios para a saúde Redução do risco de doenças crônicas: Estudos mostram que quem segue uma dieta vegetariana tem risco reduzido de desenvolver doenças cardíacas, hipertensão, diabetes tipo 2 e alguns tipos de câncer. Dietas ricas em frutas, vegetais, legumes e grãos integrais contêm nutrientes e antioxidantes que protegem a saúde. Controle de peso: As dietas vegetarianas tendem a ter menos calorias e mais fibras do que as dietas onívoras, o que pode ajudar a manter um peso corporal saudável. Pessoas que seguem uma dieta vegetariana geralmente apresentam um índice de massa corporal (IMC) mais baixo. Saúde intestinal: O alto teor de fibras na dieta vegetariana promove boa digestão, ajuda a prevenir a constipação e contribui para um microbioma intestinal saudável, que é essencial para uma boa saúde geral. Longevidade: Alguns estudos sugerem que os vegetarianos podem viver mais tempo graças a uma menor incidência de doenças crónicas e a um estilo de vida mais saudável em geral. 2. Benefícios Ambientais Redução das emissões de gases com efeito de estufa: A produção de carne é uma das principais causas das emissões de gases com efeito de estufa. Conservação dos recursos naturais: A produção de carne requer grandes quantidades de água, terra e outros recursos. As dietas vegetarianas são mais sustentáveis e requerem menos recursos naturais. Proteção dos ecossistemas: A desflorestação para criar pastagens e produzir alimentos para animais de criação destrói habitats naturais e ameaça a biodiversidade. A redução do consumo de carne pode contribuir para a conservação dos ecossistemas. 3. Benefícios éticos para o bem-estar animal:

Evitar o consumo de carne reduz a procura de produtos de origem animal, ajudando a reduzir o sofrimento e a exploração dos animais na agricultura intensiva. Escolhas conscientes: Muitos vegetarianos escolhem este estilo de vida para se alinharem com os seus valores éticos e morais, promovendo uma maior consciência sobre a origem dos alimentos e o impacto das suas escolhas alimentares. Conclusão A dieta vegetariana oferece uma ampla gama de benefícios que vão além da saúde pessoal, estendendo-se à sustentabilidade ambiental e ao bem-estar animal. Adotar uma dieta vegetariana pode ser uma escolha positiva para quem deseja melhorar a saúde, reduzir o impacto ambiental e viver de forma mais ética e consciente.

MACRONUTRIENTES E MICRONUTRIENTES NA DIETA VEGETARIANA

Uma dieta vegetariana bem planejada pode fornecer todos os macronutrientes e micronutrientes essenciais para uma boa saúde. Aqui está uma visão geral dos principais nutrientes e suas fontes na dieta vegetariana: Macronutrientes 1. Proteínas As proteínas são essenciais para o crescimento, reparação de tecidos e funcionamento de enzimas e hormônios. Na dieta vegetariana as proteínas podem ser obtidas de: Legumes: Feijão, lentilha, grão de bico, ervilha. Produtos de soja: Tofu, tempeh, edamame. Grãos integrais: Quinoa, amaranto, trigo sarraceno. Nozes e sementes: Amêndoas, nozes, sementes de chia, sementes de cânhamo. Laticínios e ovos: Leite, iogurte, queijo, ovos (para ovolactovegetarianos). As fontes de carboidratos na dieta vegetariana incluem: Grãos integrais: arroz integral, aveia, espelta, cevada.

Frutas: Maçãs, bananas, frutas vermelhas, frutas cítricas. Legumes: Batata, batata doce, milho, cenoura. Legumes: Feijão, lentilha, ervilha. 3. Gorduras As gorduras são importantes para a absorção de vitaminas lipossolúveis e para a saúde das membranas celulares. As fontes de gorduras saudáveis na dieta vegetariana incluem: Nozes e sementes: nozes, amêndoas, sementes de linhaça, sementes de chia. Abacate: Rico em gorduras monoinsaturadas. Óleos vegetais: Azeite, óleo de coco, óleo de linhaça. Micronutrientes 1. Vitamina B12 A vitamina B12 é essencial para a produção de glóbulos vermelhos e para o funcionamento do sistema nervoso. Como é encontrado principalmente em produtos de origem animal, os vegetarianos precisam prestar atenção para obter vitamina B12 suficiente por meio de: Suplementos de vitamina B12. Alimentos fortificados: Leite vegetal, cereais, levedura nutricional fortificada. 2. Ferro O ferro é importante para o transporte de oxigênio no sangue. As fontes vegetais de ferro incluem: Leguminosas: lentilhas, feijão, grão de bico. Vegetais de folhas verdes escuras: espinafre, couve, acelga. Grãos integrais e cereais fortificados. Frutas secas: Damascos secos, ameixas secas. Consumir vitamina C junto com alimentos ricos em ferro pode melhorar sua absorção. 3. As fontes de cálcio em uma dieta vegetariana incluem: Laticínios: leite, iogurte, queijo (para lactovegetarianos). Alimentos fortificados: Leite vegetal, suco de laranja fortificado. Vegetais de folhas verdes: repolho, brócolis. Tofu fortificado. 4. As fontes de vitamina D incluem: Exposição solar. Suplementos de vitamina D. Alimentos fortificados: Leite vegetal, cereais. 5. Omega3 Os ácidos graxos ômega3 são importantes para a saúde do coração e do cérebro. As fontes de ômega3 na dieta vegetariana incluem: Linhaça e óleo de linhaça. Sementes de chia. Nozes. Suplementos de algas e óleo de algas. 6. Zinco O zinco é essencial para o sistema imunológico e para a cicatrização de feridas. As fontes de zinco na dieta vegetariana incluem:

CONCLUSÃO E FUTURO DA DIETA VEGETARIANA

A dieta vegetariana representa não apenas uma escolha alimentar, mas também um estilo de vida que promove a saúde, o bem-estar animal e a sustentabilidade ambiental. Com uma longa história e uma base filosófica sólida, o vegetarianismo tem ganhado cada vez mais popularidade e reconhecimento global. Conclusão Adotar uma dieta vegetariana pode trazer inúmeros benefícios: Saúde: Reduzir o risco de doenças crônicas, manter um peso corporal saudável e melhorar a saúde intestinal. Meio Ambiente: Menor impacto ambiental graças à redução das emissões de gases de efeito estufa, à conservação dos recursos naturais e à proteção dos ecossistemas. Ética: Respeito à vida animal e escolhas alimentares conscientes que promovam o bem-estar animal. Siga uma dieta vegetariana bem planejada, que inclua uma variedade de alimentos nutritivos, pode garantir uma ingestão adequada de todos os macronutrientes e micronutrientes essenciais. Com um pouco de cuidado e preparo é possível manter uma alimentação equilibrada e satisfatória. Futuro da Dieta Vegetariana O futuro da dieta vegetariana parece promissor, com diversas tendências e desenvolvimentos contribuindo para a sua crescente difusão e aceitação: 1. Inovação Alimentar Substitutos da Carne: A crescente disponibilidade e variedade de produtos à base de plantas que imitam a carne são tornando mais fácil para as pessoas fazerem a transição para uma dieta vegetariana sem abrir mão de sabores e texturas familiares. Novos alimentos: A investigação e o desenvolvimento no setor alimentar estão a levar à criação de novos alimentos e ingredientes à base de plantas que oferecem elevadas qualidades nutricionais e gustativas. 2. Educação e Conscientização da Informação: A maior disponibilidade de informações e recursos educacionais está ajudando as pessoas a compreenderem os benefícios da dieta. vegetariano e aprenda como adotá-lo de forma saudável e equilibrada. Currículos escolares: A inclusão da educação nutricional nos currículos escolares está a sensibilizar as novas gerações para os benefícios de uma dieta baseada em vegetais. 3. Sustentabilidade Políticas alimentares: Os governos e as organizações internacionais estão a reconhecer a importância da sustentabilidade alimentar e a promover políticas que favorecem a produção e o consumo de alimentos vegetais. Agricultura Sustentável: A agricultura biológica e as práticas agrícolas sustentáveis estão a ganhar terreno, contribuindo para um abastecimento alimentar mais verde e saudável. 4. Mudanças Culturais Aceitação Social: A dieta vegetariana está a tornar-se cada vez mais aceite e integrada na cultura popular, graças também ao apoio de figuras públicas e celebridades que promovem este estilo de vida.

Acessibilidade: A crescente disponibilidade de opções vegetarianas em restaurantes e supermercados está facilitando a adoção e manutenção de uma dieta vegetariana pelas pessoas. Conclusão Final A dieta vegetariana, com a sua combinação de benefícios para a saúde, ambientais e éticos, representa uma escolha alimentar que pode ter um impacto positivo significativo tanto a nível individual como global. Com o contínuo avanço tecnológico, educação e políticas sustentáveis, o futuro da dieta vegetariana parece brilhante e promissor, oferecendo uma alternativa saudável e sustentável para as gerações futuras.

RECEITAS
DE APERITIVOS

BATATAS ASSADAS E PIMENTAS GRATINADOS

Tempo de preparo: 20 minutos

Tempo de cozimento: 60 minutos

Tempo de descanso: 10 minutos

Porções: 4 pessoas

Dificuldade: Muito fácil

ingredientes

600 g de batatas fatiadas

300 g de pimentão cortado em quadradinhos

100 g de cebola fresca cortada em rodelas

200 g de tomate fatiado

1 colher de sopa de orégano seco

2 colheres de sopa de pão ralado

3 colheres de sopa de pecorino ralado

250 g de mussarela cortada em rodelas

Sal a gosto

5 colheres de chá de azeite extra virgem

Preparação

Unte o fundo de uma assadeira circular de 20cm de diâmetro com 1 colher de chá de azeite extra virgem. Forme uma primeira camada com metade das rodelas de batata e, em seguida, coloque todos os pimentões vermelhos quadrados por cima. Continue arrumando todas as rodelas de cebolinha e depois faça uma camada com metade dos tomates cereja cortados ao meio. Forme uma camada com toda a mussarela. Tempere com sal e despeje 2 colheres de chá de azeite virgem extra.

Finalize fazendo uma camada com as
restantes rodelas de batata e o restante dos
tomates cereja por cima das batatas.
Tempere com sal, regue novamente com 2
colheres de chá de azeite virgem extra e
polvilhe a superfície com orégãos secos,
pecorino ralado e por último com pão ralado.
Asse em forno pré-aquecido a 190°C por
uma hora. Retire do forno e deixe a bandeja
com batatas gratinadas e pimentões esfriar
por cerca de dez minutos.

ROLOS DE ABOBRINHA

Tempo de preparo: 30 minutos

Tempo de cozimento: 10 minutos

Porções: 4 pessoas

Dificuldade: Muito fácil

ingredientes

4 abobrinhas médias

2 anchovas em azeite

4 colheres de sopa de parmesão

legumes ralados

1 ramo de salsa

pão ralado a gosto sal a gosto

azeite extra virgem a gosto

Preparação

Descasque e lave as abobrinhas. Apare as pontas e corte 3 em fatias não muito grossas no sentido do comprimento. Grelhe-os rapidamente em uma frigideira quente dos dois lados. Corte as restantes abobrinhas em cubos e cozinhe-as numa frigideira com uma colher de azeite. Numa tigela, amasse as abobrinhas cozidas com um garfo, acrescente a salsinha picada, o parmesão ralado, o sal e a pimenta. Misture tudo com as mãos até obter uma mistura homogênea. Enrole o recheio preparado na hora dentro de cada fatia de abobrinha grelhada. Forme vários espetos com 4/5 rolinhos de abobrinha cada, usando palitos de madeira. Coloque-os num tabuleiro, regue-os generosamente com azeite, polvilhe-os com pão ralado e leve ao forno a 200°C durante 10/15 minutos.

BERINGELAS EMPANADAS NO FORNO

Tempo de preparo: 20 minutos

Tempo de cozimento: 20 minutos

Tempo de descanso: 1 hora

Porções: 4 pessoas

Dificuldade: Muito fácil

ingredientes

2 berinjelas médias

6 colheres de sopa de pão ralado

2 colheres de sopa de parmesão ralado

2 colheres de sopa de azeite extra virgem

1 colher de chá de orégano seco

1 colher de chá de sementes de gergelim

1 ovo, 50 ml de leite

sal a gosto pimenta preta a gosto

Preparação

Lave as beringelas, corte-as em rodelas de 1cm de espessura e corte cada fatia em palitos normais. Coloque os palitos de berinjela em uma peneira, salgue levemente e deixe descansar por uma hora para que percam toda a água amarga da vegetação. Aqueça o forno em modo ventilador a 220°C. Misture o pão ralado, o parmesão ralado, o azeite, o orégano seco e a pimenta moída na batedeira. Misture para misturar tudo bem. Despeje o pão preparado na hora em um prato ou tigela e misture com as sementes de gergelim.

À parte, bata o ovo inteiro com o leite. Pegue os palitos de berinjela e seque-os com papel de cozinha. Mergulhe no ovo e logo a seguir no empanado preparado na hora. Coloque os palitos de berinjela em uma assadeira forrada com papel manteiga e leve ao forno quente. Cozinhe por 20/25 minutos até dourar. Depois de cozidos, deixe-os descansar um pouco em temperatura ambiente. Sirva as berinjelas empanadas assadas com molho marinara de tomate, manjericão e alho.

HÚMUS DE GRÃO DE BICO COM REPOLHO PRETO

Preparação: 15 minutos

Cozinhando: 5 minutos

Doses para: 4 pessoas

ingredientes

240 g de grão de bico cozido

250 g de repolho preto

1 dente de alho

25g de tahine

Suco de ½ limão

2 colheres de sopa de azeite extra virgem

12 colheres de sopa de água

Sal e pimenta

Sementes de girassol para decorar

Preparação

Comece por retirar a costela central de cada
folha de couve preta, corte-a em pequenos
pedaços e lave bem. Numa frigideira
antiaderente frite o dente de alho com um fio
de azeite e quando estiver dourado junte a
couve preta bem escorrida e refogue alguns
minutos até ficar murcha e macia. Enquanto
isso, coloque o grão de bico cozido, o tahine,
o suco de limão, o azeite, uma pitada de sal,
pimenta e, a gosto, a pimenta malagueta no
processador de alimentos. Depois de cozido,
acrescente a couve preta com o dente de alho
se quiser e bata tudo bem até obter uma
mistura o mais homogênea possível,
acrescentando um pouco de água se
necessário. Deixe o seu homus descansar
meia hora na geladeira, depois transfira para
uma tigela, decore a superfície com uma
pitada de páprica, sementes de girassol e um
fio de azeite e sirva.

QUEIJO SALGADO
COM TOMATES SECOS

Tempo de preparo: 10 minutos

Tempo de cozimento: 10 minutos

Porções: 8 pessoas

Dificuldade: Muito fácil

ingredientes

200 g de feijão borlotti

200 g de grão de bico preto

10 tomates secos

alecrim a gosto tomilho a gosto

azeite extra virgem a gosto

manjericão a gosto, 1 alho

Preparação

Escorra bem o grão de bico e o feijão e coloque-os em uma assadeira forrada pergaminho. Adicione o alho, alguns ramos de alecrim, algumas folhas de tomilho e um fio de azeite. Cozinhe em modo ventilado por cerca de 10 minutos a 200°. Retire do forno e deixe esfriar por alguns minutos. Retire o alho e coloque o feijão e as refeições no liquidificador. Reduza em grãos não muito finos. Pegue os tomates secos e seque-os do óleo com papel absorvente. Faca tagliolini, cortando-os em tiras. Misture os pedaços de tomate seco com a ricota. Neste ponto você está pronto para compor seu saboroso cheesecake. Dependendo do uso que você deseja fazer, você pode escolher se quer prepará-lo em um copo pequeno ou, como no nosso caso, em uma colher de petisco. Pegue algumas leguminosas picadas e forme a base, depois com a ajuda de duas colheres de chá forme uma quenelle de ricota com tomate seco e coloque por cima.

FLAN DE FEIJÃO CANELINI

Tempo de preparo: 20 minutos

Tempo de cozimento: 50 minutos

Porções: 4 pessoas

Dificuldade: Muito fácil

ingredientes

180g de ricota

100 g de feijão canelini

feijão já cozido

200 g de radicchio tardio

20 g de pecorino ralado

1 ovo,

2 colheres de sopa de creme fresco

1 chalota

vinagre balsâmico a gosto

10g de manteiga,

pimenta a gosto sal a gosto

Preparação

Lave o radicchio e pique-o com uma faca. Reserve 2 colheres de sopa para a decoração final. Pique também a cebola finamente e frite numa frigideira com 1 colher de sopa de azeite virgem extra e o radicchio picado. Quando tudo amolecer, desligue o fogo e deixe esfriar. Despeje a ricota, o feijão canelini e o radicchio cozido em uma tigela junto com a cebolinha, o pecorino, o ovo e o creme de leite. Tempere com sal e pimenta e bata no liquidificador de imersão.

Aqueça o forno a 180°C. Unte com manteiga 4 forminhas de alumínio para muffins e despeje a mistura nelas. Coloque-os em uma assadeira alta e despeje água quente sobre eles até chegar ao meio das formas. Cozinhe o pudim em forno quente em banho-maria por pelo menos 40 minutos. Quando estiver pronto, retire os pudins do forno e deixe esfriar em temperatura ambiente. Em seguida, vire-os de cabeça para baixo em pratos de servir e decore com o radicchio picado reservado com algumas gotas de vinagre balsâmico. Servir.

PANQUECAS DE BATATA E CEBOLA

Tempo de preparo: 10 minutos

Tempo de cozimento: 20 minutos

Tempo de descanso: 30 minutos

Porções: para 4 pessoas

Dificuldade: Muito fácil

ingredientes

300 g de batatas de polpa amarela

1 cebola

40g de manteiga

100g de farinha mais um pouco

1 gema de ovo

sal e pimenta,

e óleo para fritar

Preparação

Lave e descasque as batatas. Corte-os em pedaços e ferva-os em água levemente salgada por pelo menos 20 minutos. Entretanto, corte a cebola em rodelas finas e doure-a com 20 g de manteiga até amolecer. Escorra as batatas e passe-as por um espremedor de batatas. Deite o puré obtido numa tigela e misture com a cebola, a gema, o restante da manteiga e a farinha. Tempere com sal e pimenta. Misture tudo bem e deixe esfriar na geladeira por pelo menos 30 minutos. Com um cortador de massa de pelo menos 4 cm de diâmetro, forme as panquecas com a mistura, pressionando bem. Cubra levemente os bolinhos de batata e cebola com um pouco de farinha. Aqueça o óleo para fritar e dourar as panquecas, virando de vez em quando até dourar. Escorra-os em papel absorvente e sirva quente.

MORANGOS E TOMATES GAZPACHO

Tempo de preparo: 10 minutos

Tempo de cozimento: 0 minutos

Porções: 8 pessoas

Dificuldade: Muito fácil

ingredientes

6 tomates de cobre

meio dente de alho

um monte de balas

250g de morangos

2 fatias de pão integral amanhecido

azeite extra virgem

sal e pimenta e vinagre de framboesa

Preparação

Misture todos os ingredientes, adicionando
água aos poucos até obter uma consistência
bastante líquida. Resfriamento rápido em
um abatedor com função de resfriamento
rápido por 40 minutos. Sirva o gaspacho frio,
decorando com um pedaço de morango e
uma folha de hortelã. Você pode congelar
gaspacho em porções individuais
convenientes usando moldes de silicone e a
função de congelamento rápido do abatedor
por 60 minutos. Pode ser armazenado no
freezer por 68 meses. Na hora de decidir
consumir, basta retirar as porções desejadas
e deixar descongelar.

BOLINHOS DE GRÃO DE BICO

Tempo de preparo: 10 minutos

Tempo de cozimento: 15 minutos

Tempo de descanso: 1 noite

Porções: 4 pessoas

Dificuldade: Muito fácil

ingredientes

200 g de farinha de grão de bico

200 ml de água

1 alho-poró

1 colher de chá de fermento de cerveja seco

manjerona fresca a gosto

sal a gosto pimenta a gosto

azeite extra virgem a gosto

500ml de óleo de amendoim para fritar

Preparação

Na noite anterior, coloque a farinha de grão
de bico peneirada em uma tigela. Divida o
fermento de cerveja fresco em 4 partes.
Pegue apenas um quarto e dissolva em água
fria. Despeje a água na farinha de grão de
bico e misture tudo bem com um batedor.
Deverá obter uma massa espessa e não muito
líquida. Se necessário, ajuste adicionando
uma colher de farinha de grão de bico ou
algumas colheres de água. Deixe a massa
descansar coberta com uma folha de filme
plástico durante a noite. No dia seguinte,
descasque e corte o alho-poró. Numa
frigideira doure com um fio de azeite, sal e
pimenta.

Depois de amolecido, deixe esfriar. Adicione o alho-poró à massa de grão de bico fermentada. Sal, pimenta e adicione as folhas frescas de manjerona. Misture tudo e deixe a massa descansar por mais uma hora. Aqueça o óleo para fritar em uma frigideira com laterais altas. Umedeça duas colheres de chá em óleo fervente e, com elas, retire pequenas porções de massa. Mergulhe no óleo fervente e recolha-os com uma escumadeira quando estiverem dourados por todos os lados. Seque os bolinhos de grão de bico em papel de cozinha absorvente. Tempere com sal e sirva quente.

BRUSCHETA COM CREME DE ALCACHOFRA

Tempo de preparo: 10 minutos

Tempo de cozimento: 20 minutos

Porções: 4 pessoas

Dificuldade: Muito fácil

ingredientes

1 pão caseiro

3 corações de alcachofra já limpos

e pronto para cozinhar

1/2 litro de vinagre de maçã

1/2 dente de alho

100g de ricota

2 colheres de chá de parmesão ralado

tomilho e pimenta, azeite virgem extra

Preparação

Lave os corações de alcachofra em água corrente. Leve meio litro de água misturada com vinagre de maçã e 2 colheres de chá de sal para ferver. Adicione os corações de alcachofra e o alho. Cozinhe tudo até ficar macio, depois escorra e deixe esfriar. Reserve um coração de alcachofra que servirá de decoração. Corte os outros 2 corações em pedaços pequenos e bata no liquidificador junto com o alho, a ricota, 2 colheres de chá de azeite, o parmesão ralado, sal e pimenta. Torre algumas fatias de pão caseiro, unte-as levemente com um fio de azeite e coloque-as na grelha do forno durante alguns minutos. Escorra e espalhe o creme de alcachofra. Corte o coração de alcachofra, previamente reservado, em rodelas e decore a bruscheta. Finalize polvilhando com flocos de parmesão e folhas frescas de tomilho.

RECEITAS
PRIMEIROS PRATOS

MASSA COM ALCACHOFRAS

Tempo de preparo: 10 minutos

Tempo de cozimento: 10 minutos

Porções: 2 pessoas

Dificuldade: Muito fácil

ingredientes

2 alcachofras

1 dente de alho

1 maço de manjerona fresca

azeite extra virgem a gosto

Sal a gosto

200g de fusilli

suco de 1 limão

Preparação:

Retire as folhas externas mais fibrosas das alcachofras, corte os espinhos e coloque-as numa tigela com água acidulada com suco de limão. Corte as alcachofras e os caules depois de enxaguá-los e retirar os tocos. Coloque-os em uma panela grande com duas colheres de azeite e o alho picado. Adicione uma pitada de sal, tampe e cozinhe as alcachofras por cerca de 5 minutos. Enquanto as alcachofras cozinham, ferva o macarrão al dente e, depois de escorrer (reserve um pouco da água do cozimento), despeje na panela com as alcachofras. Pule o macarrão com as alcachofras e acrescente, se necessário, um pouco da água do cozimento do macarrão. Adicione as folhas de manjerona, misture e sirva.

LASANHA COM PESTO

Tempo de preparo: 30 minutos

Tempo de cozimento: 40 minutos

Porções: 4 pessoas

Dificuldade: Fácil

ingredientes

250 g de massa para lasanha

350 g de feijão verde

350g de batatas

200g de pesto

800 g de bechamel vegetariano

80 g de parmesão vegetariano

azeite extra virgem a gosto

sal a gosto

Preparação

Descasque as batatas e corte-as em cubos.
Verifique o feijão verde, lave-o e corte-o em
pedaços. Ferva os legumes em água
levemente salgada por 5 minutos, escorra e
reserve. Misture o bechamel com o pesto.
Cozinhe rapidamente as folhas de lasanha
em bastante água e sal. Em seguida, escorra
e coloque a primeira camada em uma panela
levemente untada com óleo. Espalhe algumas
colheres de bechamel na primeira camada.
Adicione o feijão verde e as batatas. Polvilhe
bastante parmesão. Continue com outra
camada de lasanha, bechamel, feijão verde,
batata e parmesão até acabarem os
ingredientes. Cozinhe a lasanha com pesto a
180°C por aproximadamente 3540 minutos e
sirva.

LASANHA DE ESPARGOS

Tempo de preparo: 30 minutos

Tempo de cozimento: 40 minutos

Porções: 4 pessoas

Dificuldade: Fácil

ingredientes

250 g de lasanha fresca

500 ml de bechamel

700 g de aspargos

50 g de parmesão vegetariano

azeite extra virgem a gosto

sal a gosto

pimenta preta a gosto

Preparação

Primeiro lave os aspargos e retire a parte mais dura do caule. Ferva-os em uma panela estreita e alta com as pontas voltadas para cima. Assim os caules ficarão macios mas as pontas permanecerão intactas durante a cozedura no forno. Isso levará 10 minutos. Escorra e esfrie os aspargos, depois corte os talos em rodelas e deixe as pontas inteiras. Adicione as fatias de talo ao molho bechamel e tempere com sal e pimenta. Unte um tabuleiro ou assadeira e coloque a primeira folha de massa, o bechamel de espargos e o parmesão ralado. Cubra com outra folha de massa e continue até acabar os ingredientes. Finalize com mais um punhado de parmesão e um fiozinho de azeite. Cozinhe a lasanha de aspargos em forno quente por 30 minutos a 200° e sirva.

SALADA DE MASSA

Tempo de preparo: 15 minutos

Tempo de cozimento: 10 minutos

Porções: 4 pessoas

Dificuldade: Muito fácil

ingredientes

400 g de macarrão farfalle

300 g de tomate cereja

200 g de mussarela vegetariana

30 g de azeitonas verdes sem caroço

30 g de azeitonas pretas sem caroço

3 raminhos de manjericão

sal a gosto

azeite extra virgem a gosto

Preparação

Corte os tomates cereja em quartos, a mussarela em cubos e as azeitonas verdes em rodelas. Adicione os tomates cereja e as folhas de manjericão rasgadas em pedaços com as mãos na tigela. Tempere com uma pitada de sal e misture. Ferva o macarrão al dente, deixe esfriar em água corrente, escorra bem e acrescente ao molho. Adicione as azeitonas pretas e misture novamente. Adicione também a mussarela. Misture novamente e, a gosto, acrescente mais azeite e uma pitada de pimenta. Distribua a massa nos pratos, complete com as azeitonas e decore com mais manjericão. Servir.

MASSA TODA NORMA VEGETARIANA

Tempo de preparo: 30 minutos

Tempo de cozimento: 20 minutos

Porções: 4 pessoas

Dificuldade: Fácil

ingredientes

350 g de macarrão curto rigatoni

600 g de berinjela

400 g de purê de tomate

1 dente de alho

manjericão a gosto

azeite extra virgem a gosto

óleo de amendoim a gosto sal a gosto

Preparação

Despeje duas colheres de sopa de óleo em uma panela e acrescente o alho, doure levemente e acrescente o purê de tomate e uma pitada de sal. Cozinhe por 15 minutos, mexendo ocasionalmente. No final do cozimento, adicione 5 folhas de manjericão e desligue. Corte as beringelas ao meio no sentido do comprimento e depois corte-as em quartos. Corte em fatias com cerca de 3 mm de espessura. Frite-os em óleo de girassol. Escorra-os bem e seque-os em papel de cozinha. Despeje o molho em uma panela grande e acrescente o macarrão cozido al dente e escorrido. Misture e adicione as berinjelas fritas, reservando algumas para decorar. Distribua em pratos, decore com as beringelas reservadas e as folhas de manjericão. Sirva o macarrão bem quente.

MASSA COM CREME DE ABOBRINHA

Tempo de preparo: 10 minutos

Tempo de cozimento: 10 minutos

Porções: 4 pessoas

Dificuldade: Muito fácil

ingredientes

2 abobrinhas médias

400g de rigatoni

100 ml de água

10 folhas de manjericão

azeite extra virgem a gosto

Sal a gosto

Preparação

Ferva a água da massa e entretanto corte as abobrinhas em pedaços. Transfira as abobrinhas para uma panela com água, uma pitada de sal e um fio de azeite. Cozinhe as abobrinhas por cerca de 5 minutos. Depois de cozidos, misture e acrescente as folhas de manjericão. Misture novamente. Transfira o creme de abobrinha para uma panela grande. Cozinhe o macarrão e escorra al dente, despeje na panela e cozinhe por mais alguns minutos. Reserve um pouco da água do cozimento, que pode ser usada para amolecer o creme se estiver muito grosso. Adicione um fiozinho de azeite, deixe descansar mais um minuto, misture e sirva.

MASSA COM REPOLHO

Tempo de preparo: 15 minutos

Tempo de cozimento: 15 minutos

Porções: 4 pessoas

Dificuldade: Fácil

ingredientes

350 g de repolho limpo

250g de rigatoni

2 dentes de alho

1 pimenta malagueta

1 colher de sopa de salsa picada

azeite extra virgem a gosto

Sal a gosto

Preparação

Corte as folhas da couve depois de eliminar a costela central mais fibrosa. Escalde-os em água fervente levemente salgada por 2 minutos, escorra-os e transfira-os para uma panela onde adicionou três colheres de azeite, o alho e a pimenta malagueta. Cozinhe por 45 minutos. Em seguida, misture brevemente cerca de metade do repolho e coloque-o novamente na panela. Enquanto isso, ferva o rigatoni, um tanto al dente, na mesma água do cozimento do repolho e reserve uma xícara da água do cozimento do macarrão. Transfira o rigatoni para a panela junto com o repolho e cozinhe, acrescentando, se necessário, um pouco da água do cozimento do macarrão. Adicione um fiozinho de azeite e misture novamente brevemente. Transfira o rigatoni para pratos e decore com uma pitada de salsa picada. Sirva imediatamente.

SOPA DE VEGETAIS DE INVERNO

Tempo de preparo: 20 minutos

Tempo de cozimento: 40 minutos

Porções: 4 pessoas

Dificuldade: Fácil

ingredientes

250g de abóbora

limpo de sementes e casca

200g de couve-flor

200g de batatas

150g de espinafre

1 cenoura, 1 aipo

1 cebola roxa

3 colheres de sopa de purê de tomate

1 ramo de salsa

azeite extra virgem a gosto

sal a gosto água a gosto

Preparação

Descasque a cebola, o aipo e a cenoura e corte-os em pedaços pequenos. Corte também os talos de salsa, deixando as folhas de lado. Transfira os ingredientes do refogado para uma panela grande e adicione três colheres de sopa de óleo. Leve ao fogo e doure a cebola. Descasque a batata e corte-a em pedaços, separe os floretes da couve-flor dividindo os maiores e corte a abóbora. Transfira os legumes para a panela.

Pique as folhas de salsa e o espinafre.
Adicione-os ao restante dos ingredientes da
panela. Cubra os legumes com água e
adicione meia colher de chá de sal. Tampe e
cozinhe por cerca de 45 minutos em fogo
baixo. Quando faltarem dez minutos para o
final do cozimento, acrescente o purê de
tomate. Sirva o minestrone quente ou morno,
temperado a gosto com um fio de azeite.

SOPA DE ARROZ DE AÇAFRÃO

Tempo de preparo: 20 minutos

Tempo de cozimento: 1 hora

Doses: 4/6 pessoas

Dificuldade: Fácil

ingredientes

150 gramas de arroz

4 abobrinhas 2 cenouras

uma cebola média, um talo de aipo

150 gramas de repolho

150 gramas de batatas

1 sachê de açafrão

salsinha

2 tomates, sal e pimenta

azeite extra virgem

Preparação

Lave e corte todos os vegetais, exceto os tomates, em pedaços pequenos. Aqueça 2 colheres de sopa de óleo em uma panela e acrescente os legumes. Tempere com sal e pimenta, acrescente uma colher de salsa picada e cozinhe por 5 minutos. Adicione 700ml de água quente e cozinhe por trinta minutos. Despeje o arroz e cozinhe, mexendo de vez em quando. Adicione o açafrão quando o arroz estiver quase cozido. Sirva em pratos, enfeitando o minestrone com um pequeno tomate picado temperado com azeite e sal.

SOPA DE ABÓBORA, BATATA E LENTILHAS VERMELHAS

Tempo de preparo: 15 minutos

Tempo de cozimento: 130 minutos

Porções: 4 pessoas

Dificuldade: Normal

ingredientes

500 g de abóbora cortada em pedaços

300 g de batatas descascadas e cortadas em pedaços

100 g de lentilhas vermelhas

2 dentes de alho descascados e cortados em rodelas

3 folhas de sálvia

2 ramos de alecrim picado

4 colheres de sopa de azeite extra virgem

sal, água fria

Preparação

Despeje o azeite virgem extra na frigideira junto com o alho e frite. Em seguida, adicione as ervas aromáticas e as lentilhas vermelhas picadas, misture e deixe em infusão por um minuto. Em seguida, adicione as batatas aos cubos e a abóbora, misture sempre e deixe em infusão por 5 minutos. Por fim, despeje a água fria para cobrir todos os vegetais. Misture bem, abaixe o fogo, tampe a panela e deixe cozinhar. Após cerca de 40 minutos de cozimento, retire do fogo e bata o minestrone no liquidificador de imersão, tempere com sal. Sirva o minestrone de abóbora, batata e lentilha vermelha com croutons de pão caseiro torrados, regue com um fio de azeite virgem extra e decore com um raminho de alecrim.

MINESTRONE E
SOPA DE PÃO

Tempo de preparo: 25 minutos

Tempo de cozimento: 40 minutos

Porções: 4 pessoas

Dificuldade: Muito fácil

ingredientes

300 g de pão amanhecido

1 brócolis verde

200 g de abobrinha

1 cebola roxa

200g de batatas

100g de cenoura

2 talos de aipo

100 g de polpa de tomate pronta

1 dente de alho, salsa

azeite extra virgem

sal e pimenta

Preparação

Pique a cebola finamente. Amasse o alho e frite em uma panela com 2 colheres de óleo por cerca de 2 minutos, depois retire. Adicione a cebola e frite em fogo baixo, depois acrescente as batatas, a cenoura e o aipo, todos cortados em cubos de cerca de um centímetro. Cozinhe em fogo médio por 5 minutos, adicionando um pouco de sal. Adicione também as abobrinhas cortadas em cubos e os floretes de brócolis picados.

Continue cozinhando por mais 5 minutos e depois acrescente a polpa de tomate. Cubra o preparado com 700 ml de água a ferver e deixe a sopa ferver durante cerca de 15 minutos. Retire a crosta do pão, corte-o em cubos e junte ao caldo do cozimento. Misture com uma colher de pau e cozinhe por mais alguns minutos. Adicione bastante salsa picada, tempere com sal e pimenta e sirva em pratos com um fio de azeite.

SOPA DE ABOBRINHA

Tempo de preparo: 10 minutos

Tempo de cozimento: 50 minutos

Porções: 4 pessoas

Dificuldade: Muito fácil

ingredientes

2 abobrinhas grandes

1 alho-poró, 1 batata

1,5 l de caldo de legumes

2 colheres de sopa de creme de vegetais frescos

4 fatias de pão integral

azeite extra virgem a gosto

sal a gosto pimenta a gosto

Preparação

Para preparar a sopa de abobrinha, lave muito bem os legumes: retire as folhas mais duras do alho-poró e lave bem em água corrente, descasque a batata e corte as pontas das abobrinhas. Corte tudo em cubos. Coloque os legumes numa panela e cubra-os com o caldo de legumes quente. Cozinhe por 50 minutos em fogo médio. Entretanto, corte as fatias de pão em cubos, unte-as com um fio de azeite e leve ao forno a 180°C na grelha até dourar. Quando os vegetais estiverem macios, acrescente o creme de vegetais e bata no liquidificador de imersão. Adicione sal e pimenta, se necessário. Sirva a sopa de abobrinha com croutons torrados e um fio de azeite.

SOPA DE FEIJÃO

Tempo de preparo: 20 minutos

Tempo de cozimento: 30 minutos

Porções: 4 pessoas

Dificuldade: Fácil

ingredientes

1 kg de favas frescas

200 g de macarrão curto para sopa

250 ml de polpa de tomate

1 cebola

1 cenoura

1 aipo (talo pequeno)

1 dente de alho

1 colher de sopa de azeite extra virgem

1 litro de caldo de legumes

salsa picada a gosto

sal a gosto pimenta a gosto

Preparação

Descasque o feijão da vagem e use uma faca afiada para cortar os legumes e remover a casca externa. Lave o feijão em água corrente antes de usá-lo. À parte, pique finamente o alho juntamente com a cebola, a cenoura e o aipo. Numa panela aqueça o azeite se quiser dar um sabor mais forte, acrescente a mistura picada e deixe ferver alguns minutos. Adicione as favas e frite tudo delicadamente por pelo menos 10 minutos em fogo baixo, acrescentando água se necessário. se ficar muito seco. Adicione a polpa de tomate e o caldo fervente. Tempere com sal e pimenta e cozinhe a sopa durante pelo menos 20 minutos, até o feijão ficar macio. Despeje o macarrão e cozinhe de acordo com os tempos indicados na embalagem. Sirva a sopa de feijão polvilhada com salsa picada.

MASSA E GRÃO DE BICO

Tempo de preparo: 10 minutos

Tempo de cozimento: 20 minutos

Porções: 4 pessoas

Dificuldade: Muito fácil

ingredientes

300g de grão de bico em lata

200 g de tagliatelle de ovo

100g de batatas

1 cenoura média

1 cebola pequena

2 aipo (costelas)

2 colheres de sopa de polpa de tomate

Alecrim a gosto

azeite extra virgem a gosto

sal a gosto pimenta a gosto

Preparação

Pique a cebola, a cenoura e o aipo e doure-os delicadamente numa panela bem grande com uma colher de azeite virgem extra. Amoleça a mistura salteada em fogo baixo. Adicione o grão de bico bem escorrido e cozinhe por alguns minutos, depois acrescente as duas colheres de sopa de polpa de tomate. Tempere com sal. Adicione um litro de água fervente, pimenta e cozinhe o grão de bico em fogo baixo. Ao usar grão de bico enlatado, você pode reduzir o tempo de cozimento para 5 minutos caso contrário, terão uma consistência muito macia e tenderão a desmoronar. Adicione o macarrão e o grão de bico. Adicione-os aos poucos, mexendo para não grudar. Continue cozinhando por 3/4 minutos ou pelo tempo indicado na embalagem. Sirva o macarrão e o grão de bico bem quentes, enfeitando os pratos com um raminho de alecrim e um fiozinho de azeite virgem extra.

CAPONATA SICILIANA

Dificuldade: Fácil

Preparação: 40 minutos

Cozinhando: 40 minutos

Doses para: 6 pessoas

ingredientes

Berinjela 1kg

Aipo 400g

Cebola branca 250 g

Tomates de cobre 200 g

Azeitonas verdes 200 g

Alcaparras salgadas dessalgadas 50 g

Pinhões 50 gr

Vinagre de vinho branco 60 g

Manjericão a gosto

Purê de tomate 40 g

Azeite extra virgem a gosto

Sal a gosto

Azeite extra virgem a gosto

Preparação

Para fazer a caponata, primeiro descasque a cebola e corte-a em rodelas finas 1. Descasque o aipo e corte-o em rodelas 2. Corte as azeitonas verdes ao meio e retire o caroço interno 3. Lave e seque as beringelas, descasque-as e depois corte-as em pequenos pedaços de aproximadamente 2,5 cm 4. Faça o mesmo com os tomates 5. Aqueça uma frigideira e torre os pinhões durante alguns minutos 6 até ficarem dourados 7.

Agora pegue as suas beringelas: coloque o azeite numa frigideira alta e aqueça, depois coloque algumas beringelas de cada vez e deixe fritar alguns minutos. Depois de dourar, escorra com uma escumadeira e coloque-os em uma bandeja forrada com papel absorvente para retirar o excesso de óleo 9 e reserve. Numa panela grande deite um fio generoso de azeite, aqueça e junte a cebola 10. Frite bem até a cebola murchar, depois acrescente o aipo 11; doure bem também, depois acrescente as alcaparras 12, as azeitonas 13, os pinhões torrados 14 e os tomates cereja 15. Doure por alguns instantes, depois tampe com a tampa 16 e cozinhe em fogo baixo por 1520 minutos.

Enquanto isso, prepare o molho agridoce: despeje o vinagre e a pasta de tomate em uma jarra 17. Misture bem com uma colher de chá e, após 1520 minutos de cozimento, adicione sal e despeje o molho na panela 20. Mexa, aumente o fogo e misture até que o cheiro de vinagre tenha evaporado. Desligue o fogo, acrescente as berinjelas fritas 21 e tempere com bastante manjericão 22. Misture tudo bem 23, transfira a caponata para uma assadeira e coloque na geladeira, pois a peculiaridade da caponata é que deve ser servida fria ou à temperatura ambiente: depois será ainda melhor!

PENNETTE PRIMAVERA

Dificuldade: Fácil

Preparação: 25 minutos

Cozinhando: 20 minutos

Doses para: 4 pessoas

ingredientes

Massa Pennette Rigate 350 g

Descasque feijão 800 g

Abobrinhas pequenas 300 g

Tomates de cobre 300 g

Cebola roxa 200 g, Cenoura 150 g

Salsa a gosto

Azeite virgem extra 20 g

Sal a gosto, Pimenta preta a gosto

Preparação

Para fazer a pennette primavera, comece limpando o feijão: descasque, depois retire a casca externa 1, reúna o feijão em uma tigela e reserve, você obterá aproximadamente 570 g. Leve ao fogo uma panela com bastante água e sal e deixe ferver; quando ferver acrescente sal: você vai precisar dele para cozinhar o macarrão. Lave, seque e pique finamente a salsa 2 que servirá para temperar a massa. Descasque a cebola roxa e corte em rodelas finas 3 Num tacho aqueça o azeite 4, junte a cebola às rodelas 5 e cozinhe em lume brando cerca de 5 minutos. Entretanto, descasque as cenouras 6 e corte-as em rodelas finas 7, deite-as na frigideira 8, regue com uma concha da água da cozedura da massa 9 e continue a cozinhar os legumes durante mais 5 minutos. Agora cuide das abobrinhas:

lave, limpe e corte-os em rodelas 10, depois lave os tomates cereja, corte-os ao meio 11, e depois corte cada metade em fatias transversais para obter cubos 12. Neste ponto deite também as rodelas de curgete 13 e os cubos de tomate 14 na panela Continue cozinhando por aproximadamente 1015 minutos. A meio da cozedura do molho, junte a massa que deverá cozinhar cerca de 9 minutos ou o tempo indicado na embalagem, lembrando que deverá escorrer al dente. Por último, adicione as favas 16, depois adicione sal e pimenta e misture 17. Escorra a massa al dente diretamente na panela com o molho de legumes 18 Molhe a massa com uma concha da água da cozedura 19 e refogue mais alguns instantes para misture todos os sabores, depois desligue o fogo e tempere com a salsa picada 20.

ESPAGUETE CON MOLHO DE ABÓBORA

Tempo de preparo: 20 minutos

Tempo de cozimento: 25 minutos

Porções: 4 pessoas

Dificuldade: Muito fácil

ingredientes

240 g de espaguete

300 g de polpa de abóbora

100 ml de vinho branco

1 chalota

1 talo de aipo

algumas folhas de sálvia

5 colheres de sopa de azeite extra virgem

sal e pimenta

Preparação

Fazer espaguete com ragu de abóbora é
simples. Limpe primeiro a abóbora, corte-a
ao meio, retire as sementes e os filamentos e
obtenha 300 g de polpa. Usando uma faca
afiada, corte em cubos bem pequenos e
uniformes. Pique finamente a cebola e o aipo
e refogue numa panela com duas colheres de
azeite virgem extra. Quando os vegetais
ficarem brilhantes, acrescente a abóbora
cortada em cubos. Misture e deixe por 5
minutos. Adicione o vinho branco, deixe
evaporar e cozinhe por 15 minutos.
Entretanto, dedique-se a fritar as folhas de
sálvia. Numa panela, aqueça 3 colheres de
sopa de azeite e, quando atingir a
temperatura, teste

folha e veja se formam bolhas, mergulhe as folhas de sálvia por alguns segundos, depois retire-as com uma escumadeira e transfira para papel de fritura ou papel de cozinha para retirar o excesso de óleo. Pegue um quarto do molho com uma colher e misture, depois coloque de volta na panela, para obter uma porção mais cremosa do molho. Enquanto isso, ferva o espaguete em água fervente com sal. Escorra o macarrão al dente, acrescente à abóbora e misture. Adicione um pouco de água do cozimento, se necessário, para misturar bem. Transfira para travessas e sirva o espaguete com ragu de abóbora e folhas crocantes de sálvia frita.

LINGUINE COM LIMÃO
SEM CREME

Tempo de preparo: 10 minutos

Tempo de cozimento: 10 minutos

Porções: 4 pessoas

Dificuldade: Muito fácil

ingredientes

400g de linguine;

1 dente de alho;

4 limões não tratados

1 pacote de creme vegetal;

azeite extra virgem;

sal; salsinha;

Pimenta preta

Preparação

Os primeiros passos para fazer este primeiro
prato simples envolvem preparar o molho:
esprema os limões e passe o suco por uma
peneira para retirar as sementes e a polpa
antes de colocá-lo em uma tigela. Em uma
panela, frite o alho no azeite, depois
acrescente o suco de limão e uma concha de
água quente. Adicione o creme de legumes e
tempere com sal e pimenta, dourando em
fogo baixo e mexendo até obter uma mistura
homogênea. Enquanto isso, cozinhe o
linguine em água e sal, tendo o cuidado de
escorrer al dente, depois transfira para a
panela que contém o tempero, deixe mexer
no fogo por alguns minutos. Você pode servir
o seu linguine de limão sem creme,
enriquecendo. este prato com uma pitada de
pimenta e um pouco de salsa. Desfrute de sua
refeição!

QUESADILHAS VEGETARIANAS

Preparação 20 minutos

Cozinhando 10 minutos

Serve 4 pessoas

(2 quesadillas cada)

ingredientes

8 tortilhas de farinha de milho ou trigo

400 gramas de feijão preto já cozido

100 gramas de queijo vegano

massa dura tipo Edamer

1 pimenta vermelha

1 cebola roxa

1 colher de sopa de páprica

1 colher de sopa de sementes de cominho

1 colher de sopa de coentro

Preparação

Lave e corte os pimentões em tiras grandes, unte-os e cozinhe-os na frigideira ou no forno e coloque-os em um saco plástico por 10 minutos, para poder retirar a casca se não quiser. Numa tigela, amasse o feijão preto já cozido até obter um puré, de preferência ligeiramente húmido, e adicione os pimentos grelhados e o queijo vegano ralado. Misture tudo bem. Adicione a cebola picada, o colorau e as sementes de cominhos e coentros esmagados no pilão. Tempere com sal e pimenta a seu gosto. Por fim, aqueça as tortilhas em uma frigideira antiaderente com tampa. Leve para a mesa uma tigela com o recheio e uma cesta coberta com tortilhas, para que cada um possa rechear suas quesadillas.

QUINOA COM ERVILHAS E MILHO

Tempo de preparo: 10 minutos

Tempo de cozimento: 20 minutos

Porções: 4 pessoas

Dificuldade: Muito fácil

ingredientes

1 xícara de água

1 xícara de quinoa

1/2 xícara de milho doce

1/2 xícara de ervilhas

(fresco ou congelado)

1 xícara de chalotas fatiadas

2 xícaras de caldo de legumes

sal e pimenta moída na hora

Preparação

Ferva a Quinoa em uma panela com água e sal com 1 colher de sopa de óleo, mexendo de vez em quando. o tempo de cozimento será de aproximadamente 15 minutos. Quando a água for completamente absorvida, escorra o cereal. Numa frigideira suficientemente grande, frite o milho, as ervilhas e as chalotas em rodelas finas em bastante azeite e dilua com o caldo de legumes, aumentando o lume. Cozinhe por cerca de 3 minutos ou o tempo que for necessário para os vegetais ferverem e o caldo reduzir pela metade. Neste ponto desligue o fogo e acrescente a quinoa. A mistura assim obtida deve ter uma consistência compacta e ligeiramente pegajosa, como um risoto, para ser servida quente ou fria dependendo da ocasião e do gosto dos convidados. Complete tudo com uma pitada de pimenta moída na hora e uma pitada de sal. Desfrute de sua refeição!

RISOTTO DE ALCACHOFRAS

Tempo de preparo: 10 minutos

Tempo de cozimento: 15 minutos

Porções: 4 pessoas

Dificuldade: Muito fácil

ingredientes

300g de arroz

3 alcachofras

1 chalota

1/2 copo de vinho branco

azeite extra virgem

1 litro de caldo de legumes

o suco de 1 limão

1 pitada de pimenta

salsinha.

Preparação

Primeiramente, após lavar as alcachofras, é preciso retirar a parte superior das folhas com os espinhos e também eliminar as folhas externas mais duras da alcachofra. Extraia a barba de dentro, lave e corte os legumes em fatias finas. Coloque-as em uma tigela com água acidulada com gotas de limão espremido na hora, para evitar o escurecimento das alcachofras. Em seguida, limpe e corte a cebola em fatias finas. Coloque em uma panela para refogar com um fio de água e azeite. Neste ponto você pode adicionar o arroz e torrar por 2 minutos com a cebola.

Utilize parte do caldo de legumes para cozinhar as alcachofras separadamente e acrescente o vinho branco, esperando evaporar (2/3 minutos em fogo médio). Neste ponto adicione as alcachofras, despeje uma concha de caldo de legumes e comece a mexer até absorver. Continue assim até que o arroz esteja cozido. Se quiser pode adicionar pimenta e salsa picada no final do cozimento.

RISOTTO COM URTIGA

Tempo de preparo: 10 minutos

Tempo de cozimento: 20 minutos

Porções: 4 pessoas

Dificuldade: Muito fácil

ingredientes

250 gramas de arroz risoto

250 gramas de urtiga

uma cebola

azeite extra virgem

caldo de legumes a gosto

uma noz de manteiga vegetal

Sal e pimenta a gosto.

Preparação

Para preparar este risoto de urtiga, corte primeiro a cebola em rodelas finas e doure numa frigideira com um pouco de óleo bem quente. Em seguida adicione o arroz e toste; em seguida, despeje aos poucos o caldo de legumes quente (melhor se for feito em casa), deixando-o ser absorvido gradativamente pelo arroz. Após cerca de dez minutos, a meio da cozedura, adicione as urtigas, que já terão sido lavadas e cortadas, e ajuste o sabor com sal e pimenta de acordo com o seu gosto. No final da cozedura, com o lume desligado, resta adicionar uma noz de manteiga às natas. Por fim, sirva o risoto de urtiga e desfrute deste prato de sabor delicado mas com grandes potenciais benefícios para o bem-estar do nosso corpo.

RISOTTO COM PIMENTAS

Tempo de preparo: 10 minutos

Tempo de cozimento: 20 minutos

Porções: 4 pessoas

Dificuldade: Muito fácil

ingredientes

400 g de arroz Carnaroli

2 cebolas roxas

2 tomates de cobre

1 pimenta vermelha

1 pimentão amarelo

1,5 l de caldo de legumes

10 cl de vinho branco seco

4 colheres de sopa veganas

Queijo parmesão ralado

85 g de manteiga vegetal)

orégano ou manjerona

Preparação.

Pique a cebola finamente e doure em fogo baixo em uma panela com metade da manteiga e 1 colher de sopa de azeite. Lave bem os tomates, faça uma cruz com a faca e mergulhe-os em água fervente por 2 minutos, para retirar facilmente a casca. Em seguida, corte-os em cubos e proceda da mesma forma com os pimentões, cortando-os em tiras. Coloque os legumes na panela com a cebola, tempere com sal, pimenta e orégano e refogue por 10 minutos em fogo médio.

Em fogo alto, misture o arroz com os legumes e misture, deixando os grãos ficarem translúcidos. Despeje o vinho, abaixe o fogo e deixe evaporar. Neste ponto, coloque 1 concha de caldo de risoto em fogo baixo. Adicione mais à medida que evapora, até o arroz ficar macio. Retire o resto da manteiga e o queijo parmesão ralado do fogo e sirva seu risoto de pimenta bem quente, bom apetite!

RISOTTO COM CHICÓRIA VERMELHA

Preparação 10 minutos

Cozinhando 20 minutos

Serve 4 pessoas

ingredientes

320 gramas de arroz orgânico

160 gramas de radicchio vermelho,

50 gramas de manteiga vegetal

1/2 cebola

aproximadamente 0,5 litros de caldo de legumes,

com um cubo de caldo de legumes

1 copo de vinho branco seco

Preparação

Primeiro é preciso descascar o radicchio, lavá-lo e cortá-lo em tiras. Depois é preciso picar a cebola e fritar numa frigideira junto com a manteiga vegetal. Neste ponto, adicione o radicchio e o vinho branco e cozinhe em fogo baixo até que o vinho evapore, de preferência coberto. Agora acrescente o arroz, tomando cuidado para torrar um pouco, depois acrescente uma colher de caldo com o cubo de caldo. É importante ressaltar que à medida que evapora você precisa adicionar mais. Demorará 15/16 minutos em fogo médio. Assim que o arroz estiver cozido, acrescente a manteiga por 23 minutos em fogo baixo. Escute-me! Sirva o risoto de radicchio bem quente. Aproveite a sua refeição com esta excelente receita de risoto!

RISOTTO DE MILANES

Tempo de preparo: 10 minutos

Tempo de cozimento: 20 minutos

Porções: 4 pessoas

Dificuldade: Muito fácil

ingredientes

320 gramas de arroz

50 gramas de manteiga vegetal

meia cebola

meio litro de caldo de legumes

150 gramas de parmesão

legumes ralados

1 copo de vinho branco seco

1 sachê de açafrão

Preparação

Pique a cebola bem fininha e refogue numa frigideira com 25 g de manteiga em fogo baixo por 2 minutos. Despeje o arroz e toste-o brevemente até ficar translúcido, mexendo sempre. Em seguida, adicione o vinho branco por cerca de 3 minutos em fogo baixo até que o vinho evapore. Despeje parte do caldo e misture. Cozinhe o arroz, acrescentando caldo de vez em quando, quando perceber que está secando. O arroz estará cozido quando estiver levemente mole por fora e al dente por dentro. Neste ponto abra o sachê de açafrão e despeje o pó no risoto. Misture e acrescente o parmesão ralado e a manteiga vegetal restante e leve ao fogo por alguns minutos. Servir quente.

RISOTTO COM PÉTALAS DE ROSA E VINHO BRANCO

Tempo de preparo: 10 minutos

Tempo de cozimento: 20 minutos

Porções: 4 pessoas

Dificuldade: Muito fácil

ingredientes

360 gramas de arroz superfino

2,5 litros de caldo de legumes

1/2 copo de vinho branco seco

2 colheres de sopa de óleo

80 gramas de manteiga vegetal

60 gramas de parmesão vegetal

30 g de chalotas

6 rosas cor de rosa

Preparação

deste excelente risoto de rosas, siga escrupulosamente o passo a passo de sempre: primeiro doure a chalota picada em 40 gramas de manteiga e azeite, toste o arroz, regue com o vinho branco e, aos poucos, com os vegetais caldo. A ¾ do cozimento, adicione as pétalas de rosa cortadas em juliana e junte o restante da manteiga e uma pitada de queijo. Prepare-se para surpreender com a receita de risoto de pétalas de rosa e vinho branco. Desfrute de sua refeição!

ESPAGUETE COM COGUMELOS DE LENTILHA VEGETAIS E COGUMELOS

Preparação 20 minutos

Cozinhando 40 minutos

Serve 4 pessoas

ingredientes

1/2 xícara de lentilhas secas

2 folhas de louro

1 xícara de água

250 gramas de cogumelos champignon

1 colher de sopa de molho de soja

2 dentes de alho

1/3 copo de vinho tinto

1/2 xícara de caldo de legumes

1/2 kg de espaguete número 5

molho de tomate

Preparação

Coloque as lentilhas, o louro e a água num tacho e leve ao lume. Cozinhe em fogo baixo por cerca de 10 minutos (as lentilhas devem permanecer bem cruas). Retire do fogo, escorra e retire a folha de louro. Deixe esfriar até a temperatura ambiente. Transfira as lentilhas e depois de descascar os cogumelos picados tudo para um processador de alimentos. Deve ser uma pasta grossa. Entretanto, numa frigideira doure o alho com um fio de azeite e junte os cogumelos e a massa de lentilhas. Cozinhe por mais 5 minutos em fogo baixo, mexendo sempre. Deglaceie com um pouco de vinho tinto e deixe evaporar.

Adicione as outras partes líquidas (molho de soja e caldo) e as ervas aromáticas e cozinhe em fogo baixo até que o líquido seja completamente absorvido. Retire do fogo e tempere com sal e pimenta. Deixe arrefecer e entretanto pré-aqueça o forno a 150° (a cozedura no forno será mais lenta mas também mais leve e saudável). Forme e molde aproximadamente 12 almôndegas com as mãos (a quantidade depende do tamanho desejado). Disponha as bolinhas assim formadas no tabuleiro coberto com papel manteiga e leve ao forno durante 40 minutos até dourar, virando-as algumas vezes. Quando o macarrão estiver cozido e as almôndegas prontas, misture tudo em uma tigela grande, tempere com um molho de tomate levemente picante (se quiser) e sirva o prato bem quente. Desfrute de sua refeição!

SPÄTZLE DE ABÓBORA COM MOLHO DE ALHO-POR E ALCACHOFRAS CRISPANTES

Tempo de preparo: 20 minutos

Tempo de cozimento: 50 minutos

Porções: 4 pessoas

Dificuldade: Muito fácil

ingredientes

400 g de abóbora cozida no vapor

200 g de batatas cozidas no vapor

200 g de farinha 00

100g de leite de soja

200 g de creme vegetal

4 alhos-porós, 4 alcachofras médias

1 dente de alho, salsa

1 colher de chá de noz-moscada em pó

1 copo de vinho branco

Preparação

Cozinhe a abóbora cortada em rodelas no forno por 15 minutos e quando estiver macia amasse. Ferva as batatas em bastante água e sal e descasque-as. Para começar a preparar o spätzle, coloque todos os ingredientes resfriados (abóbora, batata, farinha, leite de soja, 1 pitada de sal e noz-moscada) na batedeira até obter uma mistura homogênea que deixará descansar por meia hora. Ao mesmo tempo, limpe as alcachofras, retire a barba e corte três quartos da parte superior para retirar as pontas e folhas mais duras. Corte-os em rodelas finas e coloque-os em água acidulada com suco de limão. Frite o dente de alho picado e a salsa numa panela com azeite virgem extra e doure

Adicione as alcachofras por alguns minutos, misturando com um pouco de vinho branco em fogo alto: depois abaixe o fogo para ajudar as alcachofras a cozinhar até adicionar algumas colheres de água fervente e sal. Agora pegue a massa spätzle e passe por um espremedor de batatas. Amasse diretamente em água fervente com sal, cortando os 'fios de massa' com uma faca aproximadamente a cada 3 cm e continuando a amassar. Desta forma você obtém os bolinhos manualmente ou com a ferramenta adequada. Cozinhe por alguns minutos em bastante água salgada. Veja como preparar o molho de alho-poró cortando-o em rodelas finas e salteando em um pouco de azeite, pimenta e uma pitada de sal. Depois de escorridos os spätzle de abóbora, podem ser aromatizados com alho-poró por alguns minutos, acrescentando um pouco de creme para dar sabor.

CREME DE ALHO-PORRO E BATATA COM CEBOLA

Tempo de preparo: 10 minutos

Tempo de cozimento: 30 minutos

Porções: 4 pessoas

Dificuldade: Muito fácil

ingredientes

150g de cebola

450g de alho-poró

400g de batatas

250 ml de leite de soja

200 ml de creme fresco

1 colher de chá de noz-moscada

1 litro de caldo de legumes

(obtido com um cubo de caldo de legumes)

Preparação

Aqui estão todos os passos para preparar este creme de alho-poró: Primeiro é preciso lavar a cebola e cortá-la bem fino. Em seguida, descasque o alho-poró e corte apenas a parte branca em rodelas. Frite os dois vegetais em bastante azeite em uma panela bem grande por 15 minutos. Em seguida adicione o caldo de legumes e as batatas descascadas e picadas. Cozinhe em fogo baixo por pelo menos 30 minutos até que as batatas estejam macias. Mude para um liquidificador de imersão e adicione o creme de leite, o leite e a noz-moscada. Agora sirva morno ou quente, também com croutons e possivelmente um fiozinho de azeite virgem extra cru. Desfrute de sua refeição!

PEPINO FRIO E CREME DE HORTELÃ

Tempo de preparo: 30 minutos

Porções: 4 pessoas

Dificuldade: Muito fácil

ingredientes

1 pote e meio de

iogurte natural de soja

½ pote de creme de leite vegetal

com 1 colher de sopa de suco de limão

½ lata de folhas de hortelã fresca

2 cebolas verdes, 2 pepinos grandes

1 dente de alho

sal grosso, pimenta branca

Preparação.

Primeiro, corte os pepinos ao meio no sentido do comprimento, retire as sementes e polvilhe-os com sal grosso para retirar o excesso de água. Deixe descansar sobre papel toalha por 20 minutos. Em seguida, corte-os em pedaços e passe no liquidificador junto com as cebolinhas descascadas e cortadas em rodelas e os demais ingredientes. Pimenta a gosto, mas não adicione sal. Por mais que você descasque os pepinos após o tratamento com sal grosso, eles sempre permanecerão salgados. Misture os vários ingredientes até obter uma mistura aveludada e homogénea. Depois de pronto, basta deixar descansar na geladeira por pelo menos 3 horas. Sirva em tigelas ou copos guarnecidos com uma folha de hortelã e, se desejar, algumas rodelas bem finas de pepino. Desfrute de sua refeição!

SOPA DE REPOLHO PRETO

Tempo de preparo: 10 minutos

Tempo de cozimento: 40 minutos

Porções: 4 pessoas

Dificuldade: Muito fácil

ingredientes

150g de repolho preto

privado de caules

1 cenoura

2 dentes grandes de alho

1 cebola amarela e 1 talo de aipo

algumas folhas de sálvia frescas ou secas

400g de feijão canelini (enlatado)

250 g de grão de bico cozido em lata

1 litro de caldo de legumes

200 g de purê de tomate

1 colher de chá de sal

Preparação.

Numa frigideira bastante grande e funda, prepare um refogado de cenoura, cebola, aipo e alho cortados em cubos em bastante azeite virgem extra. Doure os legumes em fogo baixo e enquanto isso escorra o líquido da vegetação, amasse metade do feijão canelini com a ajuda de um garfo ou liquidificador de imersão. Combine o purê assim obtido com os legumes salteados e acrescente o purê de tomate e a sálvia. Misture e deixe cozinhar por alguns minutos.

Despeje uma concha de caldo de legumes e
continue cozinhando em fogo baixo por 15
minutos. Neste ponto junte a couve preta, os
outros feijões e a sálvia e cozinhe em lume
brando durante 2530 minutos, mexendo de
vez em quando e acrescentando uma concha
de caldo de legumes quando estiver seco.
Adicione o grão de bico, escorrido e já
cozido, e misture bem para misturar os
sabores. Tempere com sal, azeite virgem
extra e pimenta preta e sirva a sopa bem
quente numa tigela ou prato fundo. Desfrute
de sua refeição!

SOPA DE ESPELTA

Preparação 15 minutos

Cozinhando 1 hora

Serve 4 pessoas

ingredientes

200 gramas de espelta

150 gramas de feijão borlotti cozido

200 gramas de tomate pelado

1 cenoura, 1 abobrinha, 1 cebola

150 gramas de batatas

100 gramas de repolho

Preparação

Em uma panela bem grande, de preferência de barro ou ferro fundido, refogue todas as ervas e vegetais por cerca de dez minutos.

com um fio de azeite virgem extra e tempere com sal. Terminada esta operação preliminar, junte com um garfo as batatas limpas, descascadas e cortadas em cubos e os tomates pelados e amassados: doure tudo em fogo médio. Mexa de vez em quando para evitar que os ingredientes grudem no fundo da panela e acrescente uma colher de salsinha picada, o feijão borlotti escorrido e cubra tudo com um litro de água ou caldo de legumes. Cozinhe por 30 minutos em fogo baixo. Neste ponto, mude para o liquidificador para reduzir os vegetais a um creme macio e aveludado. À mistura assim obtida junta-se a espelta, embebida em água fria durante 12 horas, se prevista na embalagem, e enxaguada. Continue cozinhando por 20/25 minutos após ferver. Tempere com sal, pimenta e um fiozinho de azeite cru e sirva a sopa de espelta ainda no vapor. Desfrute de sua refeição!

SOPA DE MISÔ

Tempo de preparo: 10 minutos

Tempo de cozimento: 20 minutos

Porções: 4 pessoas

Dificuldade: Muito fácil

ingredientes

1 litro de água

4 colheres de chá de pasta de missô

200g de tofu natural (opcional)

1 cebola, 1 cenoura

1 vegetal de folhas verdes

(como aipo ou acelga)

um pedaço de alga wakame

2 colheres de sopa de azeite extra virgem

1 punhado de shiitake seco

cogumelos (opcional)

2 batatas pequenas

Sementes de gergelim torradas

Preparação

Depois de enxaguar as algas (secas), é necessário deixá-las de molho por alguns minutos para reanimá-las. Prepare um refogado com a cebola picadinha cozida em fogo baixo no azeite. Assim que a cebola dourar, despeje toda a água e leve para ferver. Adicione as algas bem espremidas e cortadas o mais finas possível e a cenoura cortada em rodelas. Deixe cozinhar cerca de 1520 minutos em fogo médio, alguns minutos depois

No final da cozedura adicione algumas folhas de acelga, espinafres ou aipo cortadas em tiras. Neste ponto adicione a pasta de missô previamente diluída em algumas colheres de água morna, mas tome cuidado para não ferver o caldo porque as propriedades nutricionais do missô serão alteradas. No final da cozedura, para enriquecer ainda mais a sopa, recomendamos adicionar o tofu previamente cortado em cubos no final ou início da cozedura, os pedaços de cogumelos shiitake secos e as batatas aos cubos, ou as sementes de sésamo torradas.

SOPA TAILANDESA COM LEITE COCO E LEMONGRASS

Tempo de preparo: 10 minutos

Tempo de cozimento: 20 minutos

Porções: 4 pessoas

Dificuldade: Muito fácil

ingredientes

1 litro de caldo de legumes

3 colheres de sopa de capim-limão picado fresco ou seco

300 g de tofu macio picado

1/2 colher de chá de pimenta seca

3 dentes de alho picados

1 pedaço de gengibre fresco de 5 cm

200g de cogumelos shiitake frescos

300 g de couve chinesa, que pode substituir com alguns brócolis ou pimentão verde

200 g de tomate cereja

1/2 lata de leite de coco

1 colher de sopa de açúcar mascavo

3 colheres de sopa de molho de soja

1 colher de sopa de suco de limão

Preparação

Vejamos agora os vários passos para preparar esta saborosa sopa. Para fazer esta sopa tailandesa de leite de coco e capim-limão, primeiro cuide do caldo de legumes e certifique-se de que esteja bem forte.

Adicione a pimenta seca em pó, o alho picado e o gengibre descascado e picado e deixe ferver. Cozinhe por pelo menos 5 minutos, deve estar bem perfumado. Neste ponto adicione os cogumelos em fatias finas e cozinhe por 58 minutos em fogo baixo. Neste ponto adicione o tomate cereja e o bok choi e deixe ferver por mais 12 minutos. Despeje o leite de coco, o açúcar, o molho de soja e o suco de limão. Depois de alguns minutos, abaixe novamente o fogo e acrescente o tofu. Se for muito salgado ou doce, adicione mais suco de limão. sirva na mesa. Desfrute de sua refeição!

CARBONARA VEGETARIANA

Tempo de preparo: 10 minutos

Tempo de cozimento: 15 minutos

Porções: 4 pessoas

Dificuldade: Muito fácil

ingredientes

para 4 pessoas

400 g de espaguete, 1 abobrinha

200 ml de creme de soja

1/2 colher de chá de cúrcuma

200 g de linguiça seitan defumada

1 abobrinha

100 g de ervilhas enlatadas ou frescas

Preparação

E agora é hora de explicar passo a passo essa receita. Comece colocando uma panela com água fria em chamas. Os tempos de cozedura da massa variam consoante o formato escolhido; o conselho é optar pelo clássico espaguete grande (n. 5, cerca de 14 minutos de cozimento). Enquanto a água ferve, despeje o creme de soja em uma panela separada e acrescente uma pitada de açafrão, sal e pimenta, que formará a base (substituto do ovo) para misturar o macarrão após o cozimento. Entretanto, corte a curgete em rodelas finas e doure-a numa frigideira juntamente com as ervilhas com um fio de azeite. Adicione a linguiça seitan aos cubos aos legumes e deixe ao lume alguns minutos até obter a crocância desejada. Escorra o macarrão e despeje na panela, misturando bem com a ajuda de um pouco de água do cozimento. Adicione os legumes e o molho de soja e decore a massa com uma pitada de pimenta preta e algumas rodelas de curgete.

MOLHO VERDE DE CUSCUZ KAMUT

Tempo de preparo: 10 minutos

Tempo de cozimento: 15 minutos

Porções: 4 pessoas

Dificuldade: Muito fácil

ingredientes

200 g de cuscuz

feito com farinha Kamut

2 colheres de sopa de molho de soja shoyu chinês

2 colheres de sopa de azeite salsa picada

2 cabeças de alho picadas

2 cebolinhas frescas

100g de tofu picado

2 colheres de sopa de creme vegetal

1 colher de chá de manteiga vegetal

2 colheres de sopa de sementes de gergelim torradas

Preparação.

Unte uma panela com 2 colheres de azeite, acrescente o cuscuz e toste. Adicione a água fervente e retire do fogo, mexa por cerca de 2 minutos, depois deixe ferver por 3 minutos e por fim parta em pedaços com um garfo. Mantenha aquecido misturando com uma colher de chá de manteiga de soja. À parte prepare o molho verde. Adicione as cebolinhas e reduza tudo a um creme, acrescentando o tofu já amassado e escaldado, as cabeças de alho, o creme de arroz, o shoyu e a salsinha. Polvilhe com as sementes de sésamo branco previamente torradas. Você pode grelhar o tofu em vez de amassá-lo. Será tão bom! Tempere o cuscuz quente com o molho verde e sirva. Desfrute de sua refeição!

MESAS DE VEGETAIS

Tempo de preparo: 10 minutos

Tempo de cozimento: 20 minutos

Porções: 2 pessoas

Dificuldade: Muito fácil

ingredientes

(para 2 pessoas)

150 g de bulgur

300g de água

2 cebolinhas frescas

8 tomates cereja

1 pepino

suco de 1/2 limão

salsa, hortelã, sal

azeite extra virgem

Preparação

Depois de cozinhar o bulgur conforme as
instruções, deixe esfriar e transfira para uma
tigela grande, descascando bem os grãos.
Corte os legumes frescos (cebolinha, tomate
cereja e pepino) em pedaços e adicione-os ao
bulgur. Em seguida, despeje o suco de limão
e a hortelã e a salsinha já picadas e misture
tudo bem. Adicione sal e azeite a seu gosto e
mexa novamente para misturar bem a
salada. Depois de preparado pode-se guardar
na geladeira, deixando o bulgur absorver
bem o sabor dos diversos ingredientes.
Desfrute de sua refeição!

BATATAS ASSADAS CROCANTES

Tempo de preparo: 10 minutos

Tempo de cozimento: 20 minutos

Porções: 4 pessoas

Dificuldade: Muito fácil

ingredientes

1kg de batatas

1 talo de alecrim

3 colheres de sopa de azeite

Preparação

Pela receita, descasque as batatas e corte-as em rodelas bem finas. Em seguida, pegue uma assadeira e coloque o papel antiaderente sobre ela. Coloque as batatas, 3 colheres de sopa de azeite e o alecrim na panela para temperar. É preciso ter muito cuidado para misturar tudo bem com uma colher de pau para distribuir uniformemente o azeite e o alecrim. Aqueça o forno a 200 graus e assim que a temperatura estiver pronta coloque a assadeira no forno. Cozinhe por cerca de 20 minutos, até ver as batatas douradas. Retire do forno e prepare-se para saborear suas excelentes batatas assadas crocantes ainda quentes! Você pode adicionar uma pitada de sal de acordo com seu gosto. Desfrute de sua refeição!

SALADA DE ABACATE
E LARANJAS

Tempo de preparo: 10 minutos

Tempo de cozimento: 40 minutos

Porções: 4 pessoas

Dificuldade: Muito fácil

ingredientes

3 abacates maduros

3 laranjas médias

2 cenouras

2 colheres de sopa de suco de limão

2 colheres de sopa de azeite extra virgem

2 dentes de alho ou

uma colher de chá de alho em pó

2 colheres de sopa de sementes

cominho torrado e picado

Preparação

da salada. Esmague o alho e junte ao sal,
azeite, pimenta malagueta e especiarias para
criar um molho que servirá de condimento.
Pré-aqueça o forno em temperatura alta e
coloque as cenouras descascadas e limpas
numa panela com um pouco de água fria no
fundo. Leve ao forno e cozinhe por 20
minutos até que as cenouras também estejam
levemente douradas. Em uma tigela
separada, amasse 1 abacate com um garfo
até obter um creme macio que colocará
sobre as cenouras. Continue cozinhando no
forno por mais 20 minutos e deixe descansar
em temperatura ambiente.

Se o nível de cozimento estiver correto, você deve ter um bom molho na panela: reserve para montar os ingredientes e use como molho para salada. Entretanto, limpe os outros 2 abacates e corte-os em rodelas grossas e compridas. Descasque as laranjas, corte as rodelas ao meio e coloque-as numa tigela bem grande onde irá adicionar as cenouras, o abacate fatiado e o molho de alho pronto. Tempere com azeite, sal, pimenta e uma pitada de pimenta. Desfrute de sua refeição!

SOPA DE RUTABAGA DE CEVADA E LEGUMES DE INVERNO

Tempo de preparo: 10 minutos

Tempo de cozimento: 50 minutos

Porções: 4 pessoas

Dificuldade: Muito fácil

ingredientes

3 litros de caldo de legumes

½ xícara de cevadinha

2 cenouras, 2 pastinacas

2 batatas, 1 rutabaga

1 ramo de florzinhas de brócolis

1 colher de chá de tomilho fresco picado

1 colher de chá de orégano fresco picado

1 punhado de salsa fresca picada

Preparação.

Numa panela grande, leve o caldo para ferver em fogo alto, acrescente a cevada já enxaguada algumas vezes em água fria e demolhada por 68 horas se solicitado na embalagem, e após alguns minutos abaixe um pouco o fogo. Cubra e cozinhe por 1.520 minutos até que a cevada esteja macia. Neste ponto deixe ferver novamente e acrescente todos os outros vegetais lavados, descascados e cortados em cubos, começando pelas cenouras e pastinacas, após 10 minutos adicione as batatas e a rutabaga e depois de mais 10 minutos os brócolis. Continue cozinhando por mais 15 minutos, mexendo de vez em quando, e finalize com as ervas picadas nos pratos prontos. Desfrute de sua refeição!

MASSA COM BRÓCOLI

Preparação 15 minutos

Cozinhando 10 minutos

Porções 2 pessoas

ingredientes

3 1/2 onças de brócolis

2 onças de macarrão curto

Preparação

É muito simples e o mais caro é justamente
limpar os brócolis: é preciso selecionar
apenas as florzinhas e depois de lavá-las bem
é preciso ter paciência e selecionar apenas as
flores menores. Cerca de metade das 3 onças
iniciais permanecerão. Para o resto também
vai precisar de um pouco de alho e pimenta
salteados numa frigideira que poderá
preparar primeiro.

Antes mesmo de cozinhar o macarrão com brócolis e guardá-lo, você vai precisar dele para refogar o macarrão no final. Passando ao cozimento do macarrão, o tempo depende do tipo de macarrão que você escolher. De qualquer forma, recomendamos cozinhar o macarrão e o brócolis na mesma panela. Uma dica: o brócolis deve cozinhar cerca de dez minutos, se notar que o macarrão que você escolheu cozinha mais rápido, deve cozinhá-lo antes dos legumes, pois obviamente tem que escorrer tudo junto. Depois de cozido, coloque o macarrão e os brócolis na panela com os legumes salteados. Escalde por alguns minutos, adicionando um fiozinho de azeite para evitar que grude. Desfrute de sua refeição!

FLAN DE BROCOLIS

Tempo de preparo: 10 minutos

Tempo de cozimento: 25 minutos

Porções: 4 pessoas

Dificuldade: Muito fácil

ingredientes

500 g de brócolis

400g de batatas

1 dente de alho

100 ml de leite de soja

pão ralado a gosto

Preparação

Cozinhe as batatas, descasque-as e amasse-as
com um espremedor de batatas. À parte,
ferva o brócolis, escorra e amasse em um
prato com um garfo. Adicione-os às batatas e
ao alho picado, ao leite de soja e à pimenta.
Tempere com sal e misture até obter uma
mistura homogênea. Unte com manteiga uma
assadeira ou forma de bolo e polvilhe com
uma leve camada de pão ralado. Despeje a
mistura dentro e leve ao forno quente a 180°
por cerca de 25 minutos. sirva à mesa, bom
apetite!

MASSA COM BERINGELA

Preparação 40 minutos

Cozinhando 15 minutos

Porções 2 pessoas

ingredientes

2 berinjelas grandes

400 gramas de purê de tomate

1 chalota (ou 1/2 cebola)

200 gramas de orgânico

macarrão de trigo duro

Algumas folhas de manjericão

Sal e pimenta a gosto.

Preparação

Primeiro é necessário limpar as beringelas para eliminar o sabor amargo dos vegetais e realçar o sabor durante o cozimento. É uma operação que exige um pouco de paciência, mas que vale a pena realizar para um resultado final apreciável. Depois de lavar as beringelas, corte-as em rodelas grandes e grossas e arrume-as numa tigela, prato ou frigideira, polvilhando com um punhado generoso de sal. Amasse-os com um garfo e deixe descansar por 30 minutos para que percam quase completamente o líquido. Após esse tempo, passe um pano limpo ou papel absorvente e retire o excesso de sal.

Neste ponto as suas beringelas estão prontas
para serem cortadas em cubos e adicioná-las
à cebola picadinha numa frigideira grande
com duas colheres de azeite virgem extra.
Primeiro, doure a cebola em fogo alto e
adicione imediatamente as berinjelas por
cerca de 5 minutos. Para acelerar o
cozimento e não queimar nada, acrescente
meio copo de água. Após 5 minutos adicione
o purê de tomate e o manjericão. Cozinhe
por 15 minutos em fogo moderado.
Enquanto isso, cozinhe seu macarrão
orgânico e, quando estiver pronto e
escorrido, adicione-o ao molho do cozimento,
deixando engrossar. Desfrute de sua
refeição!

MASSA COM FLORES DE COURGETTES

Tempo de preparo: 10 minutos

Tempo de cozimento: 20 minutos

Porções: 4 pessoas

Dificuldade: Muito fácil

ingredientes

300 g de macarrão curto

13 flores de abobrinha

300 g de abobrinha

10 folhas de manjericão

1/4 de pimenta fresca

Preparação

Lave bem as abobrinhas e corte-as em cubos. À parte, lave as flores, retire o pistilo e corte-as em fatias finas. Entretanto, numa frigideira antiaderente aqueça um fio de azeite com uma pitada de malagueta e junte as curgetes e cozinhe cerca de 5 minutos em lume médio. adicione as flores e tempere com sal e pimenta, temperando tudo com as folhas inteiras de manjericão. Assim que a massa estiver pronta, escorra-a e refogue na frigideira por alguns segundos. Desfrute de sua refeição!

CANELONES VEGETARIANOS

Preparação 20 minutos

Cozinhando 40 minutos

Serve 4 pessoas

ingredientes

500 g de canelones sem ovos

1kg de batatas

500g de espinafre fresco

1,5 kg de purê de tomate

1 cebolinha

1 ramo de salsa

1 dente de alho

pimenta, sal, gengibre

50 g de amêndoas picadas

Preparação

Ferva as batatas com casca em água e sal, deixando cozinhar por 20 minutos depois de ferver; Depois de cozidas e resfriadas, as batatas podem ser descascadas e amassadas com um espremedor de batatas ou garfo. Entretanto pode preparar o molho colocando 3 colheres de sopa de azeite virgem extra numa caçarola com a cebolinha inteira limpa e o puré de tomate. Cozinhe em fogo baixo, acrescentando sal e pimenta a seu gosto. Passemos agora ao recheio. com espinafre, depois de descascados e salteados numa frigideira com um fio de azeite, devem ser cortados e picados. No entanto, o espinafre deve ser misturado com purê de batata,

tomando cuidado para provar e temperar
com sal e pimenta. Você pode então
adicionar gengibre ralado e amêndoas: vão
dar um toque extra! Recheie os canelones
com o recheio de batata e espinafre e prepare
a assadeira. Despeje 2 conchas de molho no
fundo e cubra com os canelones. Cubra com
uma camada de molho. Para o toque final,
polvilhe com amêndoas picadas e leve ao
forno a 180° por 40 minutos. Que bom,
certo? Desfrute de sua refeição!

PAELLA VEGETARIANA

Tempo de preparo: 10 minutos

Tempo de cozimento: 30 minutos

Porções: 4 pessoas

Dificuldade: Muito fácil

ingredientes

para 4 pessoas:

250 gramas de arroz;

2 tomates fatiados;

125 gramas de ervilhas;

uma pimenta e uma

amarelo cortado em pedaços;

125 gramas de brócolis;

1/2 litro de caldo de legumes

125 gramas de feijão verde picado;

4 colheres de sopa de azeite extra virgem;

uma cebola fatiada;

2 dentes de alho amassados;

sal, salsa e limão;

uma pitada de açafrão.

Preparação

Primeiro é preciso fritar a cebola e o alho em uma frigideira grande antiaderente, depois adicionar os legumes já previamente lavados e cortados em pedaços pequenos. Deixe cozinhar por cerca de 5 minutos. Em seguida, adicione o arroz junto com uma pitada de sal e açafrão.

Misture tudo e acrescente o caldo de legumes e continue cozinhando por cerca de 1820 minutos em fogo alto até que o arroz esteja cozido. Atenção: o arroz não deve ser cozinhado de forma alguma. Verifique atentamente os tempos de cozimento, pois a paella com arroz cozido demais é o erro clássico que costumamos cometer com esta receita, que exige sempre um pouco de perícia. Você pode servir temperando a paella com um pouco de salsa fresca e um pouco de limão de acordo com seu gosto pessoal. Desfrute de sua refeição!

RECEITAS
SEGUNDO PRATOS

ALCACHOFRAS ASSADAS

Tempo de preparo: 10 minutos

Tempo de cozimento: 40 minutos

Porções: 4 pessoas

Dificuldade: Muito fácil

ingredientes

para 4 pessoas:

4 alcachofras

150 g de pão ralado

2 colheres de sopa de alcaparras

2 dentes de alho

1 ramo de salsa

1 copo de vinho branco seco

1/2 limão

2 colheres de sopa de azeite extra virgem

sal e pimenta

Preparação

Lave bem as alcaparras Na batedeira, pique o alho sem casca e a salsa, bem lavado e limpo dos talos. Adicione o pão ralado e tempere com azeite, sal e pimenta. Agora limpe as alcachofras: corte o caule e retire as folhas externas duras. Corte diagonalmente ao redor do centro para remover as folhas superiores com espinhos. Ao preparar as alcachofras, coloque-as em uma tigela com água fria acidulada com suco de limão. Aqui estão nossas alcachofras assadas prontas para serem servidas! Pressione as alcachofras sobre o recheio para que abram bem e recheie com a mistura.

Se necessário, retire as barbas internas
(também chamadas de feno ou palha) com
uma faca cortando na base do caule. Ferva
por 15 minutos em água e sal até ficar macio.
Recheie-os bem com a mistura de pão ralado
e alho. Disponha-os em uma assadeira
untada com óleo, um ao lado do outro, para
que reduzam de volume durante o
cozimento. Se necessário, adicione mais sal e
polvilhe com azeite. Despeje o vinho branco
sobre as alcachofras. Asse a 150° por 40
minutos. Se notar que estão secando,
adicione um copo de água na metade do
cozimento. Desfrute de sua refeição!

CROQUETES DE BARDACA

Tempo de preparo: 10 minutos

Tempo de cozimento: 40 minutos

Porções: 4 pessoas

Dificuldade: Muito fácil

ingredientes:

4 punhados de raízes de bardana

1 cebola

1 punhado de salsa picada

1 ovo

1 punhado de pão ralado

1 punhado de flocos de milho

100 g de manteiga de soja

azeite

sal e pimenta

Preparação:

Limpe cuidadosamente as raízes da bardana, descasque-as e corte-as em rodelas. Coloque as raízes em uma panela bem grande e cubra com água fria (2 litros) para ferver. Neste ponto, adicione sal e abaixe o fogo, deixando cozinhar por mais 25 minutos até que as raízes estejam macias e bem cozidas. Escorra as raízes de bardana e passe-as num moinho de alimentos, temperando com sal e pimenta. Enquanto isso, doure a manteiga e a cebola picadinha em uma panela até dourar. Desligue o fogo, deixe esfriar e depois acrescente o molho ao purê de bardana. Continue misturando e acrescente o pão ralado, o ovo batido e a salsa à mistura. Quando a mistura estiver homogênea e bem misturada, forme almôndegas médias (5 cm), passe-as nos flocos de milho e frite em óleo fervente. Um verdadeiro deleite!

CROQUETES DE BROCOLI E MILHETO

Tempo de preparo: 10 minutos

Tempo de cozimento: 40 minutos

Dificuldade: Muito fácil

ingredientes

para 15 croquetes:

1/2 xícara de milho descascado

1 brócolis pequeno

3 colheres de sopa de parmesão vegano

Pimenta

para o empanado:

1 xícara de pão ralado

2 colheres de sopa de parmesão vegano

1 colher de sopa de sementes de abóbora esmagadas

sal, pimenta malagueta a gosto

Preparação.

Depois de lavar e cozinhar bem o milho-
miúdo, ferva os floretes de brócolis em água
e sal por alguns instantes. Escorra-os e passe-
os em água fria para interromper o
cozimento. Em seguida, adicione os legumes
e o milho em uma tigela e misture tudo com
as mãos até obter uma mistura bastante
macia e homogênea à qual você irá adicionar
gradualmente o parmesão vegano, sal,
pimenta, pimenta malagueta e um pouco de
água para dissolver a mistura, e torná-lo
mais funcional e macio. Pegue uma pequena
porção da massa e faça almôndegas médias
com as mãos, tomando cuidado para
compactá-las bem de cada lado.

Prepare o empanado em uma assadeira separada onde você enrolará os croquetes individualmente antes de colocá-los em uma assadeira forrada com papel. Lubrifique levemente com a ajuda de um pincel ou spray de cozinha e cozinhe a 180° por aproximadamente 25/30 minutos. Se sobrar brócolis, você pode servir seus croquetes à base de creme de brócolis vegano preparado com adição de batata cozida, meia cebola, caldo de legumes, sal e pimenta. Os nossos croquetes de brócolis e milho são uma verdadeira delícia para o paladar, fáceis de preparar, digeríveis e adequados para qualquer ocasião.

EMPANADAS VEGETARIANAS

Tempo de preparo: 10 minutos

Tempo de cozimento: 40 minutos

Porções: 4 pessoas

Dificuldade: Muito fácil

ingredientes

1 rolo de massa folhada

1 pacote de flocos musculares de trigo

3 pimentões verdes pequenos

100 g de azeitonas verdes sem caroço

1 colher de sopa de pinhões

1 colher de sopa de passas

1 cebola, 1 dente de alho

2 colheres de chá de mistura de cominho,

páprica e pimenta em pó

azeite extra virgem

Preparação.

Para o recheio, frite numa frigideira a cebola em rodelas finas junto com o alho e os pimentões em tiras e cozinhe por cerca de dez minutos em fogo baixo. Adicione o músculo de milho em flocos e ½ xícara de água, continuando a cozinhar até que a água seja completamente absorvida. Em seguida, adicione as azeitonas picadas, os pinhões e as passas, embebidos em um copo de água morna por 15 minutos e escorridos. E por último adicione os temperos (meça as quantidades de acordo com o seu gosto pessoal). Para as empanadas, estenda a massa folhada e corte círculos com um copo virado para baixo. Coloque uma colher de recheio no centro de cada um e feche bem pressionando as bordas por onde passou a água, mergulhando-as. Os pacotes - em forma de meia-lua - serão assados a 180° por cerca de 20 minutos.

PIMENTÃO VEGETARIANO

Tempo de preparo: 10 minutos

Tempo de cozimento: 20 minutos

Porções: 6 pessoas

Dificuldade: Muito fácil

ingredientes

400 gramas de flocos de soja

uma cebola; meia pimenta vermelha;

meio pimentão amarelo;

800 gramas de polpa de tomate;

250 gramas de feijão vermelho

canela em pó, páprica e cominho;

uma pequena pimenta vermelha;

sal e pimenta preta a gosto;

azeite extra virgem.

Preparação

A primeira coisa a fazer é reidratar os flocos de soja, colocando-os em uma panela e cobrindo-os com água. Cozinhe até que a água seja absorvida, depois deixe esfriar e retire o excesso de água. Entretanto pode preparar os legumes salteados: lave e corte a cebola em rodelas finas, e lave e corte em cubos os pimentos e a malagueta, depois de retiradas as sementes. Em seguida, despeje o azeite em uma panela e acrescente primeiro a cebola, depois os legumes e também a soja, fritando por alguns minutos. Adicione a polpa de tomate, tempere com os temperos (uma pitada de canela, cominho, páprica, sal e pimenta) e cozinhe por cerca de meia hora, acrescentando um pouco de água ou caldo de legumes se necessário. Neste ponto você também pode adicionar o feijão preto para finalizar o cozimento.

DELICIOSO HAMBURGER VEGETAL

Preparação 20 minutos

Cozinhando 2 minutos

Serve 3 pessoas

ingredientes

3 batatas vermelhas médias cozidas no vapor

1/4 de repolho pequeno cozido no vapor

250 gramas de grão de bico cozido

um punhado de cebolinha

uma colher de sal

um raminho de salsa

Preparação

Depois de ferver e cozinhar no vapor as
batatas, o grão de bico e o repolho, passe-os
por um moinho de alimentos e coloque-os em
uma tigela grande. Tempere com sal e
acrescente a salsa e a cebolinha picada.
Misture tudo bem até obter uma mistura lisa
e lisa. Deixe esfriar alguns minutos e prossiga
com a confecção dos hambúrgueres, que
devem ter cerca de um centímetro e meio de
espessura. Aqueça algumas colheres de sopa
de óleo em uma frigideira antiaderente e
coloque os hambúrgueres vegetarianos nela
por 12 minutos, tempo suficiente para
dourar bem dos dois lados. Sirva seus
hambúrgueres vegetarianos caseiros com
uma tenra salada orgânica de alface e tomate
cereja.

TACOS VEGETARIANOS COM FEIJÃO PRETO

Tempo de preparo: 10 minutos

Tempo de cozimento: 20 minutos

Porções: 4 pessoas

Dificuldade: Muito fácil

ingredientes

1 lata de feijão preto

1 cebola

6 cogumelos

1 dente de alho

½ pimenta

½ colher de sopa de cominho

¼ colher de chá de pimenta rosa

4 vagens de taco

Preparação.

Prepare os ingredientes cortando a cebola, o alho, os cogumelos e a pimenta em rodelas e escorrendo o feijão. Despeje tudo na panela após aquecer o óleo, tomando cuidado para adicionar os cogumelos logo após os demais ingredientes. Cozinhe por cerca de 5 minutos, mexendo ocasionalmente. Em seguida, adicione o feijão preto aos poucos para que não grude e continue cozinhando até ficar bem macio. Enquanto isso, comece a aquecer o taco em uma panela rasa ou na grelha. Depois de cozido o molho, basta rechear as vagens adicionando algumas folhas de salada ou rúcula.

QUESADILHAS VEGETARIANAS

Preparação 20 minutos

Cozinhando 10 minutos

Serve 4 pessoas

ingredientes

8 tortilhas de farinha de milho ou trigo

400 gramas de feijão preto (enlatado)

100 gramas de queijo vegano por

massa dura como Edamer ou Gouda

1 pimenta vermelha

1 cebola roxa

1 colher de sopa de páprica

1 colher de sopa de sementes de cominho

1 colher de sopa de coentro

Preparação

Lave e corte os pimentões em tiras grandes, unte-os e cozinhe-os na frigideira ou no forno e coloque-os em um saco plástico por 10 minutos, para poder retirar a casca se não quiser. Numa tigela, amasse o feijão preto já cozido até obter um puré, de preferência ligeiramente húmido, e adicione os pimentos grelhados e o queijo vegano ralado. Misture tudo bem. Adicione a cebola picada, o colorau e as sementes de cominhos e coentros esmagados no pilão. Tempere com sal e pimenta a seu gosto. Por fim, aqueça as tortilhas em uma frigideira antiaderente com tampa. Leve para a mesa uma tigela com o recheio e uma cesta coberta com tortilhas, para que cada um possa rechear suas quesadillas. Fácil, certo?

FALAFEL, ALMÔNDEGAS VEGETARIANAS

Tempo de preparo: 20 minutos

Tempo de cozimento: 20 minutos

Porções: 4,6 pessoas

Dificuldade: Muito fácil

ingredientes

500g de grão de bico em lata

3 ou 4 dentes de alho

2 cebolas médias

50 g de salsa fresca

1 colher de chá de cominho em pó

½ colher de chá de bicarbonato de sódio

de sódio em pó

Preparação.

esfregue bem entre as mãos para retirar as películas transparentes que os envolvem. Depois de bem escorrido, deve-se bater na batedeira a cebola, o alho e a salsa até obter uma mistura macia à qual adicionará cominho, bicarbonato de sódio e sal. A maneira como você mistura a massa é muito importante para evitar que ela se parta ao fritar em óleo quente. Você pode usar um liquidificador ou moedor de carne. Basta um minuto no liquidificador de vários estágios para obter a consistência certa com pedaços pequenos. Lembre-se que não estamos fazendo purê de batata, não deve ficar muito liso. Depois que tudo estiver bem misturado, despeje a mistura em uma tigela que servirá para dar a consistência necessária.

Agora adicione os temperos: coentro em pó, cominho, pimenta malagueta, sal e bicarbonato de sódio. Recomendo que se usar coentro fresco, seque bem antes de picar para evitar que o falafel entre em contato com o óleo fervente. Você deve então deixar tudo descansar na geladeira por pelo menos meio dia. Depois pode-se preparar a frigideira com o azeite para prosseguir com a fritura, fazendo almôndegas de 35 cm de diâmetro com a mistura resultante. Frite as almôndegas após aquecer o óleo e, uma vez douradas, seque-as bem com papel absorvente. Você pode servi-los com acompanhamento de vegetais frescos.

OMELETE VEGETARIANA SEM OVOS

Tempo de preparo: 10 minutos

Tempo de cozimento: 10 minutos

Porções: 4 pessoas

Dificuldade: Muito fácil

ingredientes

para 6 pessoas.

3 colheres de sopa de farinha de grão de bico

1 colher de sopa de amido de milho

1 chalota, sal

azeite extra virgem

1 copo de leite de arroz

tomilho ou manjerona

Preparação.

Para a massa, misture a farinha de grão de bico com o amido de milho peneirado e o leite de arroz (se estiver muito líquido acrescente um pouco de farinha, se estiver muito grumoso acrescente um pouco de leite); Tempere com sal e misture para evitar a formação de grumos, depois deixe repousar cerca de meia hora. Em seguida, corte e frite a chalota em uma frigideira com um fio de azeite; adicione as ervas aromáticas (tomilho ou manjerona) assim que a chalota começar a dourar e deixe por mais um minuto, em seguida despeje a massa já preparada. Et voilà, a omelete vegana sem ovos está servida!

PANQUECAS DI SABUGUEIRO

Tempo de preparo: 10 minutos

Tempo de cozimento: 10 minutos

Porções: 12 panquecas

Dificuldade: Muito fácil

ingredientes

4 xícaras de inflorescência novamente

flor de sabugueiro aberta

4 colheres de sopa de farinha 00

1 ovo inteiro

3,5dl de água

azeite

sal

Preparação

Para a massa, misture a farinha, o ovo e a água em uma tigela. Mergulhe cada inflorescência de sabugueiro, segurando-a pelo caule, deixe escorrer o excesso de massa e frite em bastante óleo fervente até dourar. Depois de prontos, seque os bolinhos de sabugueiro sobre uma folha de papel absorvente, corte o caule e tempere com sal dependendo se deseja utilizá-los como segundo prato, aperitivo ou sobremesa. Se quiser fritar também os galhos junto com as inflorescências, ferva-os em água fervente, renove a água duas vezes e junte às flores na mesma massa.

SALADA DE GRÃO DE BICO E RUCOLA COM VINAGRETE DE LIMÃO

Tempo de preparo: 10 minutos

Tempo de cozimento: 10 minutos

Porções: 4 pessoas

Dificuldade: Muito fácil

ingredientes

1/3 xícara de azeite extra virgem

3 colheres de sopa de suco de limão

1 colher de sopa de endro fresco picado

1 dente de alho picado finamente

sal marinho cru,

e pimenta preta moída na hora

3 cachos de rúcula, aparados e picados

1 lata de grão de bico, enxaguado e escorrido

1 pimentão amarelo cortado em fatias finas

Preparação

Nunca foi tão simples já que os ingredientes são praticamente todos utilizados crus. A única coisa que terá de preparar separadamente é o vinagrete de limão que obterá misturando vigorosamente o azeite, o sumo de limão, o endro, o alho, o sal e a pimenta numa tigela separada. Neste ponto, acrescente a pimenta, o grão de bico (feijão branco também serve) e a rúcula ao molho e misture para dar sabor a tudo. Chapeamento, muito fácil e rápido, ideal para os dias muito quentes de verão mas uma boa ideia mesmo que tenha pouco tempo para cozinhar durante todo o ano. O que você acha?

SALADA DE ESPELTA COM TOMATES E ERVILHAS

Tempo de preparo: 10 minutos

Tempo de cozimento: 40 minutos

Porções: 4 pessoas

Dificuldade: Muito fácil

ingredientes

300 g de espelta perolada

250g de ervilhas (cozidas no vapor)

20g de cebolinha

200 g de tomate cereja

Preparação.

Depois de ferver bastante água, ferva a espelta por pelo menos 40 minutos, mexendo sempre para que grude, escorra al dente após cerca de 15 minutos de cozimento e deixe esfriar até a temperatura ambiente. Ao mesmo tempo é necessário colocar o molho de espelta numa tigela grande: coloque os tomates cereja lavados e cortados, fatiados ou picados, a cebolinha picada e as ervilhas, previamente fervidas, e despeje também um fiozinho de extra azeite virgem. Neste ponto, quando a espelta também estiver pronta e esfriada, pode-se adicioná-la ao molho; em seguida, misture bem e sirva este prato frio. Ideal no verão, quando faz muito calor, esta receita de salada de espelta com tomate cereja e ervilha é perfeita como prato vegetariano.

SALADA DE FEIJÃO VERDE COM QUINOA E CENOURAS ASSADA

Tempo de preparo: 10 minutos

Tempo de cozimento: 30 minutos

Porções: 4 pessoas

Dificuldade: Muito fácil

ingredientes

450 g de feijão verde

2 xícaras de quinoa

1/2 xícara de passas

1/2 xícara de nozes

8 cenouras

2 cebolas

2 colheres de sopa de azeite extra virgem

1/2 xícara de sementes de romã

Preparação.

E agora vamos ao passo a passo da receita desta salada. Aqueça o forno a 200° e lave e limpe o feijão verde, cortando as pontas. Ferva em água fervente com sal por 1 minuto e depois retire com uma escumadeira: coloque a quinoa lavada na mesma água. Cozinhe por cerca de 15 minutos em fogo alto ou até ver pequenas "caudas" aparecerem nos grãos. Entretanto, lave as cenouras e descasque-as com um bandolim. Em seguida, corte-os em rodelas não muito finas e coloque-os em uma tigela.

Tempere as cenouras com 2 colheres de sopa de azeite e misture bem. Espalhe na assadeira coberta com papel manteiga e leve ao forno por 78 minutos até ver as bordas enrolarem. Por fim, escorra a quinoa, coloque-a numa saladeira grande e adicione os vários ingredientes: o feijão verde, as cenouras, as passas (deixe-as de molho durante 5 minutos numa chávena de água quente), as nozes, de preferência torradas durante 5 minutos. minutos em uma panela sem adicionar óleo - e a cebola cortada em rodelas, por fim acrescente as sementes de romã.

COGUMELOS CHAMPIGNON CRU E SALADA DE ESPINAFRE

Tempo de preparo: 10 minutos

Tempo de cozimento: 0 minutos

Porções: 4 pessoas

Dificuldade: Muito fácil

ingredientes

250 g de cogumelos champignon

200g de espinafre baby (por favor

use saladas macias)

50 mg de iogurte vegetal natural

1 colher de sopa de mostarda forte ou suave

2 colheres de sopa de

azeite extra virgem

Preparação.

Para não perder o aroma e o sabor delicado dos cogumelos, recomenda-se limpá-los esfregando suavemente com um pano. Depois de limpos, corte os cogumelos em rodelas finas, tentando não quebrá-las, e depois lave os espinafres. Para temperar a salada pode-se preparar um molho à base de iogurte vegetal e mostarda, que também é muito simples: coloque a mostarda e o azeite em uma jarra e tempere com sal e pimenta a seu gosto; misture bem para deixar o molho homogêneo. Para servir, você pode apresentar a salada em tigelas individuais com o molho acompanhado de algumas rodelas de limão e deixar que os comensais temperem só depois com o molho a seu gosto.

SALADA DE LENTILHAS E ARROZ COM CEBOLA CARAMELIZADA

Tempo de preparo: 10 minutos

Tempo de cozimento: 50 minutos

Porções: 4 pessoas

Dificuldade: Muito fácil

ingredientes

275g de arroz

500 g de lentilhas

100 g de passas

4 cebolas brancas em fatias finas

100 g de pinhões

1 colher de chá de cominho em pó

1/2 colher de chá de coentro (opcional)

1/4 colher de chá de açafrão

1 pitada de pimenta preta

1/4 colher de chá de páprica (opcional)

Preparação.

Coloque as lentilhas numa panela grande e, depois de lavá-las e deixá-las de molho (se necessário), encha-as com água fria até ficarem cobertas. Ferva por 15 minutos e acrescente o arroz e 1 colher de sopa de azeite. Pode ser necessário adicionar mais água. Depois continue cozinhando por mais 20/25 minutos, acrescentando também os temperos exceto os coentros, até que o arroz e as lentilhas fiquem 'al dente' porque não devem ficar moles. Depois escorra bem e coloque tudo em uma tigela grande. Enquanto isso, em uma panela menor, aqueça um fiozinho de óleo vegetal (não azeite) leve ao fogo bem baixo e, quando chiar, comece a caramelizar as cebolas picadas em rodelas finas (cerca de 20 minutos) até ficarem marrom-escuras (cuidado para não queimar). Em seguida, adicione os pinhões e as passas já demolhadas. água morna para reanimá-los e misture por 5 minutos. Apague o fogo. Remova o excesso de óleo. Agora está tudo pronto para compor o prato: misture o arroz e as lentilhas com metade das cebolas e os pinhões, depois polvilhe tudo com as restantes cebolas e decore com coentros. Desfrute de sua refeição!

ROLOS DE CAVAGEM E GRÃO-DE-BICO

Tempo de preparo: 10 minutos

Tempo de cozimento: 10 minutos

Porções: 6 pessoas

Dificuldade: Muito fácil

ingredientes

200g de tofu

3 colheres de sopa de farinha 00

4/5 colheres de sopa de pão ralado

1 dente de alho

100 gramas de mistura de vegetais cozidos

200 gramas de grão de bico cozido

100150 cl de leite de soja

1 repolho

Preparação

Comecemos pelo preparo do recheio para o qual é necessário misturar e picar todos os ingredientes para obter uma mistura macia e homogênea: se estiver muito líquido acrescente um pouco de pão ralado. Deixe a mistura repousar cerca de meia hora e entretanto lave as folhas de couve e deixe-as secar numa panela com um pouco de água em lume brando. Escorra e coloque as folhas num prato. Você pode então passar para a próxima fase preenchendo as assadeiras com o recheio previamente preparado e fechando os rolinhos com palitos. Por fim, coloque os rolinhos numa panela com um fio de água e um fio de azeite virgem extra e cozinhe por cerca de 10 minutos (até a água evaporar). Desfrute de sua refeição!

RATATOUILLE DE VEGETAIS

Tempo de preparo: 10 minutos

Tempo de cozimento: 10 minutos

Porções: 3 pessoas

Dificuldade: Muito fácil

ingredientes

2 xícaras de abobrinha em cubos

2 xícaras de berinjela em cubos

1 cebola picada

3 xícaras de tomate cereja

1/4 xícara de azeite

2 dentes de alho picados

5 tomates secos picados

1 colher de sopa de pasta de tomate

1 colher de sopa de ervas secas

manjericão fresco picado

salsa fresca picada

Preparação

Você precisa pré-aquecer o forno a 400 graus. Numa tigela, misture as abobrinhas cortadas em cubos, as beringelas, a cebola e os tomates cereja. Em uma tigela separada, misture o azeite, o alho picado, o tomate seco, a pasta de tomate e 1 colher de sopa de cebola picada. Neste ponto adicione as ervas aromáticas, o sal e a pimenta. Adicione a mistura aos legumes e misture bem. Forre uma assadeira com uma folha de papel manteiga. Distribua os legumes uniformemente no prato. e leve ao forno durante 45 minutos, misturando os legumes a meio da cozedura. Se desejar, você pode cozinhar o espaguete, escorrer ainda al dente e temperar com ratatouille assado, manjericão fresco e salsa. Desfrute de sua refeição!

BOLO DE CARNE DE VEGETAIS CASEIRO

Preparação 20 minutos

Cozinhando 1 hora

Serve 4 pessoas

ingredientes

300 gramas de batatas

1 alho-poró

100 gramas de espinafre

2 cenouras

1 dente de alho

1 cebola, 2 ovos médios

200 gramas de pão integral amanhecido

200 gramas de queijo vegano

3 colheres de sopa de pão ralado

1 pitada de noz-moscada

1/2 copo de vinho branco seco

azeite extra virgem

Preparação

Depois de fatiar o alho-poró, doure-o numa frigideira com o alho, a cebola picada e duas colheres de azeite virgem extra. Entretanto, ferva as batatas e os espinafres e, quando estiver pronto, junte-os ao alho-poró. Depois de deixar o pão amanhecido de molho por alguns minutos, esprema-o e bata no liquidificador com os legumes, os ovos e a noz-moscada. Tempere com sal e pimenta e misture com o queijo picado. Transforme a mistura resultante em uma massa compacta que lhe dará o formato de um bolo de carne. Cubra com pão ralado de cada lado e continue a amassar e modelar o bolo de carne.

Deixe dourar alguns minutos na frigideira, baixe o lume e continue a dourar, acrescentando o vinho branco a meio da cozedura, até o vinho evaporar. Dica: a partir do momento em que você notar a formação de uma crosta crocante e dourada, cubra o bolo de carne com água, cubra-o com a tampa e cozinhe em fogo baixo por cerca de 1 hora. Seu bolo de carne vegetal está pronto. Deixe esfriar por 10/15 minutos e sirva quente. O sucesso está garantido, mesmo com os mais pequenos!

**BATATAS COZIDAS NO VAPOR
PREENCHIDO COM
CREME DE GRÃO DE BICO
E ALCAPARRAS**

Tempo de preparo: 10 minutos

Tempo de cozimento: 10 minutos

Porções: 16 peças

Dificuldade: Muito fácil

ingredientes

220 gramas de grão de bico cozido

8 batatas pequenas

4 colheres de sopa de alcaparras salgadas

1/3 limão

1/2 dente de alho

Preparação

Depois de descascar as batatas, é necessário dividi-las ao meio e deixá-las cozinhar no vapor até ficarem macias, mas sem quebrar. Enquanto espera a cozedura, pode proceder à preparação das natas para rechear as batatas: misture as alcaparras com o grão de bico, o sumo de limão, o alho, o azeite virgem extra e um pouco de água se necessário, depois acrescente mais azeite para que o creme fica homogêneo. Em seguida, prepare as batatas ao vapor retirando a parte central que será recheada com o grão de bico e o creme de alcaparras já preparados. sirva à mesa, bom apetite!

ALMÔNGUELAS VEGETARIANAS COM MOLHO DE TOMATE E MANJERICÃO

Preparação 20 minutos

Cozinhando 10 minutos

Serve 4 pessoas

ingredientes

400 gramas de batatas

300 gramas de espinafre

100 gramas de ervilhas

1 cebola, 1 cenoura

100 ml de leite vegetal

100 gramas de queijo

trigo com coalho vegetal

350 gramas de purê de tomate

1 pitada de manjericão seco

Preparação

Lave as batatas e ferva-as em água e sal. Reduza as batatas a puré e junte os espinafres previamente cozidos, escorridos e espremidos. Dica: você também pode usar a água do cozimento do espinafre para cozinhar as ervilhas por 5 minutos. Numa frigideira antiaderente, aqueça um pouco de azeite virgem extra e prepare a cebola e a cenoura salteadas. Frite aqui a mistura de espinafre e batata e acrescente as ervilhas e a pimenta, mexendo sempre por cerca de 3 minutos.

Adicione o parmesão e o leite à mistura
obtida e misture tudo bem. Depois de
preparar as almôndegas, trabalhando bem
com as mãos, cozinhe o molho de tomate com
o manjericão seco e use-o como base para
enfeitar o prato. Frite as almôndegas obtidas
no óleo de semente e depois de escorrer,
disponha-as sobre a cama de molho,
guarnecendo com colorau e algumas folhas
frescas de manjericão. Seu segundo prato
vegetariano está pronto para ser servido! Um
prato saboroso e saudável, o das almôndegas
vegetarianas com molho de tomate e
manjericão, que irá satisfazer os comensais
mais exigentes.

ALMÔNDEGAS DE GRÃO DE BICO E GERGELIM

Preparação 20 minutos

Cozinhando 20 minutos

Serve 4 pessoas

ingredientes

1 xícara de grão de bico já cozido

100 gramas de amêndoas picadas

1/2 dente de alho

1 casca de limão

100 gramas de pão ralado (também misturado

com 3 colheres de sopa de sementes de gergelim)

1 pitada de sal e pimenta

2 colheres de sopa de azeite extra virgem

Preparação

No liquidificador, pique o grão de bico, as amêndoas e o alho e tempere com sal e pimenta. À parte, amasse a batata com um garfo e misture tudo até obter uma massa bastante macia e compacta. Tempere com um pouco de raspas de limão e forme bolinhas com cerca de 3 cm de diâmetro. Depois de prontas, passe as almôndegas na farinha de rosca simples ou misturadas com sementes de gergelim e cozinhe em uma panela com bastante óleo bem quente até dourar. Alternativamente, para uma versão mais leve, leve ao forno a 180° durante cerca de 20 minutos, virando as almôndegas a meio da cozedura. sirva na mesa.

ALMÔNDEGAS DE BERINJELAS

Preparação 20 minutos

Cozinhando 30 minutos

Serve 4 pessoas

ingredientes

1kg de berinjela

3 colheres de sopa de farinha de arroz

150 gramas de pão ralado

1 dente de alho

1 raminho de salsa

Preparação

Lave as beringelas e corte-as em cubos. Escalde por pelo menos 10 minutos em água salgada. Deixe-os escorrer para que atraiam toda a água. Pegue o pão amanhecido e coloque em uma bacia com água para amolecê-lo, depois esprema e esmigalhe. Coloque as beringelas, o pão, o alho e um fio de azeite no liquidificador e bata até obter um puré. Adicione sal, pimenta, salsa picada e 3 colheres de sopa de farinha de arroz, que servirão para deixar o purê mais consistente e fácil de trabalhar. Forme as almôndegas com as mãos e se a mistura ainda estiver muito líquida acrescente um pouco mais de farinha. Cubra as almôndegas com farinha de rosca e coloque-as na assadeira. Cozinhe por 30 minutos a 175°. Suas almôndegas de berinjela estão prontas! Você pode servi-los quentes ou, se preferir, até frios.

SUSHI VEGETARIANO

Tempo de preparo: 10 minutos

Tempo de cozimento: 30 minutos

Porções: 4 pessoas

Dificuldade: Muito fácil

ingredientes:

1 pedaço de rabanete vermelho

250g de tofu

2 colheres de sopa de passas

Preparação.

Lave bem o arroz em água fria 67 vezes, enxaguando para retirar o amido. Isto irá torná-lo mais pegajoso e o sushi permanecerá "composto".

Deixe o arroz descansar na água por pelo menos 15 minutos e depois escorra e deixe descansar por mais 15 minutos antes de fervê-lo com água. Basta cobrir o arroz, com a tampa fechada, até que seja completamente absorvido. Se eu tivesse um moinho de arroz seria perfeito... Depois de cozido o arroz, deixe-o esfriar em um recipiente não metálico coberto com um pano úmido para evitar que resseque. em seguida, corte finamente o radicchio vermelho depois de lavá-lo bem. Você pode fritar o tofu listrado em bastante óleo ou deixá-lo cru, enquanto deixa as passas de molho e depois espremidas. Você pode fazer Uzumaki com um único ingrediente e futomaki com vários ingredientes.

Desenrole as algas e adicione primeiro o arroz e alise, deixando uma tira descoberta no topo de cerca de 0,5 cm. Em seguida, coloque uma tira de radicchio picado e uma tira de palitos de tofu no centro e polvilhe com as passas. Enrole as algas usando o tapete e feche bem. Neste ponto corte em rodelas de 34cm de espessura com uma faca umedecida em água acidulada para não quebrar as algas e fazer com que o arroz pegajoso deslize. Resumindo, basta experimentar e com uma certa habilidade você conseguirá criar incríveis sushis vegetais que rivalizam com os reais!

TARTE DE BATATA E AGRETTI

Tempo de preparo: 20 minutos

Tempo de cozimento: 30 minutos

Porções: 6 pessoas

Dificuldade: Muito fácil

Ingredientes:

450 g de agretti

1,5 kg de batatas de polpa amarela

200 g de ricota vegetal

2 ovos, sal

azeite extra virgem

Preparação

Lave e limpe o agretti com água fria; ferva em água fervente com sal por alguns minutos;

Depois de cozidos, escorra-os e deixe esfriar. Lave as batatas e coloque-as numa panela com água fria, deixe ferver e cozinhe até ficarem macias; em seguida, escorra-os e deixe esfriar. Descasque as batatas e use um espremedor de batatas para amassá-las diretamente em uma tigela grande; em seguida adicione os ovos e o sal, misturando tudo com uma espátula e obtendo assim um purê macio. Adicione a ricota ao agretti e misture em uma tigela. Coloque 3/4 do purê total em uma forma previamente untada com óleo, nivelando a superfície e cobrindo as bordas. Despeje a mistura de agretti e ricota sobre a base do purê. O purê restante para decorar a superfície da torta conforme desejado. Leve ao forno por cerca de 30 minutos a 180°. Depois de cozido, deixe esfriar alguns minutos antes de servir.

PIZZA VEGETARIANA

Tempo de preparo: 4,10 minutos

Tempo de cozimento: 20 minutos

Porções: 4 pessoas

Dificuldade: Muito fácil

ingredientes

00 farinha 500 g, água 300 ml

azeite virgem extra 35 g, sal 10 g

levedura de cerveja fresca 5 g

Para o tempero:

1 pimentão vermelho, 1 pimentão amarelo

2 abobrinhas, 1 cebola

berinjela redonda 1

Sal e pimenta a gosto.

pão ralado a gosto

purê de tomate 500 g

azeite extra virgem a gosto, orégano a gosto

Preparação

da massa para a sua pizza vegetariana com legumes, comece por dissolver o fermento num recipiente com água à temperatura ambiente. Despeje a farinha em outra tigela e depois comece a adicionar a água, amassando com as mãos. Antes de colocar toda a água, salgue o macarrão. Em seguida, continue com o processo de amassamento até obter uma mistura uniforme. Depois de adicionar o óleo, você pode transferi-lo para uma superfície para facilitar o processamento. Continue amassando vigorosamente para que todos os ingredientes se misturem e a massa fique homogênea.

Quando a massa já não grudar nas mãos e estiver tão lisa, dê-lhe o típico formato de pão e deixe repousar na tigela. Após cerca de 10 minutos, pegue a massa e, após dar-lhe um formato esférico, cubra com um pano úmido e deixe crescer por cerca de 4 horas. Após esta espera, a massa terá duplicado de volume e estará pronta para ser estendida. Despeje um pouco de farinha na superfície de trabalho para ajudá-lo a trabalhar. Em seguida, alise e estenda a massa, servindo-se se quiser com um rolo. Depois de dar o formato da assadeira, coloque-a por cima depois de untada com um fio de azeite. Agora você pode lidar com o tempero. Depois de limpar os legumes, corte-os em pedaços pequenos.

Em seguida, frite a cebola limpa em uma frigideira com um fio de azeite. Após alguns minutos, acrescente os legumes e continue cozinhando, tampando a panela. Após cerca de 10 minutos, mexendo de vez em quando, desligue o fogo e deixe os legumes esfriarem. Enquanto você deixa esfriar, cuide do purê de tomate. Tempere com azeite, sal e orégano e despeje sobre a pizza. agora você estará pronto para temperar sua pizza com os legumes preparados. Depois de coberto, leve ao forno a 250° por cerca de 20 minutos e estará pronto para ser degustado.

PIZZA VERMELHA VEGETARIANA

Tempo de preparo: 10 minutos

Tempo de cozimento: 40 minutos

Porções: 4 pessoas

Dificuldade: Muito fácil

ingredientes

Para o tempero:

purê de tomate 400 g

1 cebola, cenoura 200 g

1 berinjela, 1 pimenta malagueta

pimentão amarelo 1

abobrinhas 3

manjericão a gosto

azeite extra virgem

e sobe apenas o suficiente

Preparação

Comece por picar grosseiramente os legumes e temperar tudo com um fio de azeite. Depois passe o molho para uma panela e leve ao forno a 200° por cerca de 20 minutos até murcharem. Após este tempo, adicione sal ao molho. Despeje o purê de tomate sobre a pizza já enrolada e leve ao forno a 250° por cerca de 20 minutos. Antes de terminar de cozinhar, pode-se adicionar os legumes e deixá-los no forno junto com a pizza nos últimos minutos. Após o cozimento, sua pizza vegetariana sem mussarela estará pronta para ser servida com algumas folhas de manjericão. Desfrute de sua refeição!

HAMBÚRGUER VEGETARIANO

Dificuldade: baixa

Tempo de preparo: 15 minutos

Doses para: 2 pessoas

Ingredientes:

400g de tofu

600 g de iogurte grego vegetal

450 g de grão de bico cozido

2 beringelas, 2 abobrinhas

2 cenouras, 2 cebolas

Migalhas de pão

curry e páprica doce

pão de centeio

2 tomates, alface

Preparação

Primeiro, corte 8 discos iguais de pão de centeio e pique-os. Agora corte a berinjela em cubos e frite numa frigideira com um fio de azeite e uma pitada de sal. Misture com o tofu, 3 colheres de iogurte, o grão de bico, a cebola picada, o curry, o sal e a pimenta. Adicione algumas colheres de sopa de pão ralado à mistura. Transfira tudo para um cortador de massa, pressione e forme 4 hambúrgueres. Unte os hambúrgueres com um fio de azeite e frite-os numa frigideira. Neste ponto, corte a cenoura, a abobrinha e o pimentão em cubos bem pequenos; misture com o restante do iogurte com sal, pimenta, um fio de azeite e 1 colher de chá de colorau. Espalhe o molho em 4 fatias de pão. Recheie os hambúrgueres com alface e tomate fatiado. Cubra com o pão restante e seu hambúrguer vegetariano estará pronto para servir. Desfrute de sua refeição!

ROLOS DE VEGETAIS

Dificuldade: baixa

Tempo de preparo: 15 minutos

Doses para: 4 pessoas

Ingredientes:

2 abobrinhas

1 cenoura

1 talo de aipo

1/2 erva-doce

1 rabanete

rabanete vermelho

300 gramas de ricota

30g de amêndoas

Preparação

Em uma tigela, misture a ricota até obter um creme macio. À parte, pique as amêndoas. Adicione as amêndoas ao creme. Em seguida, corte as abobrinhas com um bandolim para obter tiras bem finas. Enrole cada fatia de abobrinha em pequenos cilindros e recheie cada um com ricota. Corte as cenouras e o aipo em tiras, use um bandolim para cortar a erva-doce em tiras finas e por último o radicchio e o rabanete em rodelas. Disponha os legumes no centro dos rolinhos e sirva sobre uma tábua, acrescentando por fim uma decoração de hortelã fresca a gosto.

CRUMBLE COM VEGETAIS

Dificuldade: baixa

Tempo de preparação:

1 hora e 25 minutos

Doses para: 2 pessoas

Ingredientes:

125 g de pimentão vermelho

120 g de berinjela

100g de abobrinha

120 g de manteiga vegetal

100 g de farinha 00

açafrão, hortelã

tomilho, manjericão

Preparação

Lave e limpe a pimenta e corte-a em pedaços pequenos. Unte uma assadeira com óleo e disponha os pedaços de pimenta na base. Corte as abobrinhas em rodelas depois de retirar as pontas e junte ao pimentão. Proceda da mesma forma para as beringelas e tempere tudo com sal e azeite, misturando e enriquecendo com a adição de ervas aromáticas. Agora prepare o crumble. Misture a farinha, a manteiga fria e a cúrcuma até obter uma mistura quebradiça. Cozinhe os legumes em forno pré-aquecido a 200° por cerca de 25 minutos, depois esfarele por cima e leve ao forno por mais 25 minutos. Sirva o crumble bem quente.

SALADA DE QUINOA COM LEGUMES

Dificuldade: baixa

Tempo de preparo: 20 minutos

Doses para: 2 pessoas

Ingredientes:

150g de quinoa

6 tomates cereja

2 abobrinhas

1/2 cebola roxa

salsinha

açafrão em pó

azeite extra virgem

Preparação

Cozinhe a quinoa em água fervente por cerca
de 15/20 minutos. À parte, corte os tomates
cereja em pedaços pequenos e a cebola em
rodelas finas. Corte as abobrinhas em cubos
e cozinhe-as numa panela com azeite virgem
extra e uma gota de água. por cerca de 10
minutos. Em seguida, refogue a quinoa
cozida na panela por alguns minutos,
acrescentando o tomate cereja, a cebola e as
abobrinhas cozidas, misturando tudo com
uma pitada de açafrão. Sirva quente ou frio.
Desfrute de sua refeição!

COSTELETAS DE BERINJELA

Dificuldade: fácil

Tempo de preparo: 30 minutos

Doses para: 4 pessoas

Ingredientes:

Beringelas pretas: 500 gr

Óleo de semente: a gosto

Água: 75ml

Pão ralado: 25 g

Farinha de milho: 25 g

Pimenta e sal: a gosto

Farinha de grão de bico 50 g

Sal grosso: conforme necessário

Preparação

Lave as beringelas e corte-as em 12 rodelas bastante grossas. Organize-os em uma corda escorra, polvilhe com sal grosso e deixe escorrer por 1 hora. Lave bem cada fatia para retirar o excesso de sal. Aqueça bastante óleo de semente em uma panela. Despeje a farinha de grão de bico e a água em uma tigela, misture, acrescente sal e pimenta. Despeje a farinha de rosca e a farinha de milho em outra tigela e misture bem. Pegue as rodelas de berinjela e mergulhe-as uma a uma na água e na massa de grão de bico. Depois também na massa com a farinha de milho. Passe para o segundo empanado. Bata os ovos numa tigela e mergulhe as fatias e depois passe na farinha de rosca. repita este procedimento duas vezes para cada fatia. Coloque as fatias em uma assadeira forrada com papel manteiga. Verifique se o óleo está à temperatura de 170°C e frite as costeletas de berinjela. Depois de prontos, arrume-os sobre papel absorvente e sirva em seguida.

SALADA DE MASSA FRIA

Dificuldade: fácil

Tempo de preparo: 20 minutos

Doses para: 4 pessoas

Ingredientes:

Massa a gosto: 380 gr

Cenouras: 2

Tomate cereja: 100 gr

Azeitonas verdes e pretas: 100 gr

Alcachofras: 50g

Cogumelos em óleo: 50 gr

Manjericão: a gosto

Azeite virgem extra: a gosto

Sal a gosto

Preparação

Prepare uma panela com água salgada e cozinhe o macarrão. Lave as cenouras, descasque-as e corte-as em cubos. Corte os tomates cereja em 4 partes e coloque-os numa saladeira com as alcachofras, os cogumelos, as azeitonas picadas e o manjericão. Escorra o macarrão e passe em água fria, misture com os demais ingredientes e acrescente azeite e sal. Sua salada está pronta para ser servida. Desfrute de sua refeição!

SOJA CORDON AZUL

Dificuldade: fácil

Tempo de preparo: 20 minutos

Doses para: 12 peças

Ingredientes:

Soja desidratada: 1 copo

Farinha integral: 1 copo

Caldo de legumes: a gosto

Azeite virgem extra: a gosto

Alho em pó: 1 pitada.

Preparação

Ferva o caldo de legumes com a soja desidratada durante 5 minutos e depois deixe arrefecer. Adicione a farinha de soja, um fio de azeite, sal, pimenta e alho. Você pode enriquecer sua mistura com temperos ao seu gosto. Misture os ingredientes e forme discos de 20 cm. Passe os discos na farinha de rosca e frite-os em uma frigideira com bastante óleo. sirva à mesa, bom apetite!

CAVIAR DE BERINGELA

Dificuldade: fácil

Tempo de preparação:

1 hora e 20 minutos

Doses para: 4 pessoas

Ingredientes:

Beringelas redondas: 1 kg

Alho: 1 dente

Suco de limão: 1/2 limão

Páprica doce: 1 colher de chá

Hortelã: 4 folhas

Azeite virgem extra

óleo: 2 colheres de sopa

Sal a gosto

Preparação

Lave as beringelas e leve ao forno estático durante 1 hora a 180°C. Depois de retirados do forno, descasque-os e retire a polpa. Coloque a polpa em uma peneira e, com uma colher, pressione para escorrer o excesso de líquido. Coloque a polpa, o alho amassado e o azeite no liquidificador. Adicione o sal e a hortelã e bata tudo até obter uma mistura homogênea. Transfira tudo para uma tigela, esprema o suco de limão e misture. Por último, adicione o colorau e misture com o batedor para incorporar todos os ingredientes. Seu caviar está pronto para ser servido. Desfrute de sua refeição!

ESPARGOS E CEBOLAS EM UMA PANELA

Dificuldade: fácil

Tempo de preparo: 30 minutos

Doses para: 2 pessoas

Ingredientes:

Cebola branca: 1

Espargos: 500g

Caldo de legumes: 200 ml

Azeite virgem extra: 1 colher de sopa

Sal e pimenta a gosto

Preparação

Pegue a cebola, descasque-a e corte-a em rodelas de 4 mm. Lave os aspargos, retire a parte branca e raspe, tomando cuidado para não tocar nas pontas. Retire as bolinhas e corte o restante dos aspargos em tiras. Aqueça o caldo de legumes em uma panela. Coloque o azeite, a cebola e o sal numa frigideira antiaderente e doure a cebola. Adicione os aspargos, o sal, a pimenta e uma concha de caldo. Cozinhe tudo por 12 minutos. Seu prato está pronto para ser servido. Desfrute de sua refeição!

KORBALE ASSADO

Dificuldade: fácil

Hora de

preparação: 40 minutos

Doses para: 2 pessoas

Ingredientes:

Couve-rábano: 1

Azeite virgem extra: a gosto

Sal e pimenta a gosto

Pão ralado: 3 colheres de sopa

Preparação

Primeiro, limpe a couve-rábano e corte-a em rodelas de 3 mm. Numa frigideira escalde as fatias com um fio de azeite. Unte uma assadeira com óleo e coloque as fatias de repolho sobre ela e polvilhe com pimenta. Polvilhe com pão ralado e azeite e leve ao forno a 180°C durante 20 minutos. sirva à mesa, bom apetite!

COURGETTES RECHEADAS VEGETARIANAS

Dificuldade: fácil

Tempo de preparo: 1 hora

Doses para: 8 peças

Ingredientes:

Abobrinha: 4

Pão ralado: 100 gr

Tomates secos: 85 g

Cebola roxa: 50 g

Tomilho: 6 folhas

Azeite virgem extra: a gosto

Sal e pimenta a gosto

Preparação

Lave as abobrinhas e retire as pontas, depois corte-as no sentido do comprimento e retire a polpa.

Tenha cuidado para que eles não quebrem. Corte a polpa em pedaços pequenos. Limpe a cebolinha e corte-a em rodelas finas. Prepare e aqueça um fio de azeite numa frigideira antiaderente e doure a cebolinha durante 5 minutos. Adicione as abobrinhas, o sal e a pimenta e continue cozinhando por 10 minutos. Despeje a farinha de rosca cortada em cubos na batedeira e toste-a. Quando as abobrinhas estiverem prontas, pique-as na batedeira e junte à farinha de rosca em um recipiente. Escorra e corte os tomates secos, depois coloque-os na tigela com as abobrinhas e o pão ralado e por último acrescente o tomilho. Misture até a mistura ficar homogênea. A sua mistura está pronta, neste momento recheie as abobrinhas para que fique compacta. Coloque tudo num tabuleiro forrado com papel vegetal e leve ao forno a 200°C durante 25 minutos. sirva à mesa, bom apetite!

ESPARGOS GRATINOS

Dificuldade: fácil

Tempo de preparo: 30 minutos

Doses para: 4 pessoas

Ingredientes:

Espargos: 1kg

Manteiga vegetal: 50 gr

Pão ralado: a gosto

Sal a gosto

Preparação

Limpe os aspargos, amarre-os em cachos e ferva-os numa panela com bastante água e sal. Tenha cuidado para que as pontas fiquem salientes. Cozinhe por 10 minutos. Prepare uma assadeira e unte-a. Derreta a manteiga e despeje sobre os aspargos que colocou na frigideira, depois acrescente o pão ralado. Pré-aqueça o forno em 200°C e cozinhe por 10 minutos. Seus aspargos estão prontos para serem servidos. Desfrute de sua refeição!

RECEITAS LATERAL

SALADA VERDE

Tempo de preparo: 10 minutos

Tempo de cozimento: 0 minutos

Doses para 2 pessoas:

Ingredientes:

2 xícaras de mix de salada verde

1 tomate médio, cortado em rodelas

1/2 pepino cortado em rodelas

1/4 cebola roxa, fatiada

2 colheres de sopa de azeite extra virgem

Suco de limão (opcional)

Sal a gosto

Pimenta preta moída na hora a gosto

Preparação:

Lave bem a mistura de salada verde e seque com uma toalha. Em uma tigela grande, misture a mistura de salada verde, o tomate em rodelas, o pepino fatiado e a cebola roxa fatiada. Tempere com azeite virgem extra, suco de limão (se for usar), uma pitada de sal e pimenta-do-reino moída na hora. Misture tudo bem e sirva imediatamente a salada verde.

Valores nutricionais (por porção):

Calorias: 150kcal

Gordura: 10g

Proteína: 2g

Carboidratos: 10 g

LEGUMES ASSADOS

Tempo de preparo: 20 minutos

Tempo de cozimento: 20-30 minutos

Doses para 2 pessoas:

Ingredientes:

200 g de mistura de vegetais (por exemplo, cenouras, batatas, pimentões, abobrinhas)

2 colheres de sopa de azeite extra virgem

Sal a gosto

Pimenta preta moída na hora a gosto

Ervas frescas (opcional)

Preparação:

Pré-aqueça o forno a 200°C. Lave e corte os legumes em pedaços de tamanhos semelhantes. Em uma tigela grande, misture os vegetais picados, o azeite de oliva extra virgem, uma pitada de sal e um grão de pimenta-do-reino.

e ervas frescas (se usar). Misture tudo bem para distribuir uniformemente o azeite e os temperos. Disponha os legumes num tabuleiro forrado com papel manteiga. Cozinhe em forno estático por cerca de 20-30 minutos ou até que os vegetais estejam dourados e macios. Retire os legumes assados do forno e sirva quente.

Valores nutricionais (por porção):

Calorias: 200 kcal

Gordura: 15g

Proteína: 5g

Carboidratos: 20 g

SALADA DE FEIJÃO

Tempo de preparo: 15 minutos

Tempo de cozimento: 40 minutos

(se estiver usando feijão seco)

Doses para 2 pessoas:

Ingredientes:

200 g de feijão branco (seco ou enlatado)

1 tomate médio, picado

1/2 cebola roxa picada

1 pimentão verde picado

1/4 xícara de azeite extra virgem

2 colheres de sopa de suco de limão

1 colher de sopa de vinagre balsâmico

Sal a gosto

Pimenta preta moída na hora a gosto

Preparação:

Se usar feijão seco, enxágue-o e deixe-o de molho em água fria por pelo menos 8 horas. Cozinhe o feijão em água fervente por cerca de 40 minutos ou até ficar macio. Escorra o feijão e deixe esfriar. Numa tigela grande, misture o feijão cozido, o tomate picado, a cebola roxa picada, o pimentão verde picado. Tempere com azeite virgem extra, sumo de limão, vinagre balsâmico, uma pitada de sal e pimenta preta moída. Misture tudo bem e sirva imediatamente a salada de feijão.

Valores nutricionais (por porção):

Calorias: 400kcal

Gordura: 15g

Proteína: 20g

Carboidratos: 50 g

SALADA DE COUVE SAVOY

Tempo de preparo: 15 minutos

Tempo de cozimento: 5 minutos

Doses para 2 pessoas:

Ingredientes:

200 g de couve-lombarda picada finamente

1 maçã verde cortada em fatias finas

1/2 cenoura ralada

1/4 xícara de nozes picadas

2 colheres de sopa de azeite extra virgem

1 colher de sopa de suco de limão

1 colher de sopa de vinagre de maçã

Sal a gosto

Pimenta preta moída na hora a gosto

Preparação:

Em uma tigela grande, misture o repolho savoy picado, a maçã verde em fatias finas, a cenoura ralada e as nozes picadas. Tempere com azeite virgem extra, sumo de limão, vinagre de maçã, uma pitada de sal e pimenta preta moída.

Misture tudo bem e sirva imediatamente a salada de repolho.

Valores nutricionais (por porção):

Calorias: 300kcal

Gordura: 20g

Proteína: 10g

Carboidratos: 30 g

SALADA DE QUINOA

Tempo de preparo: 15 minutos

Tempo de cozimento: 15 minutos

Doses: 2 pessoas

Ingredientes:

1 xícara de quinoa enxaguada

2 xícaras de água

1/2 xícara de tomate cereja, cortado ao meio

1/4 xícara de pepino em cubos

1/4 xícara de queijo feta esfarelado

2 colheres de sopa de azeitonas pretas, sem caroço e cortadas em rodelas

2 colheres de sopa de azeite extra virgem

1 colher de sopa de suco de limão

1/2 colher de chá de orégano seco

Sal a gosto

Pimenta preta moída na hora a gosto

Preparação

Lave a quinoa em água corrente para remover a saponina. Em uma panela média, misture a quinoa enxaguada e a água. Deixe ferver, reduza o fogo, tampe e cozinhe por 15 minutos, ou até que a quinoa tenha absorvido todo o líquido e os brotos não fiquem visíveis. Retire a panela do fogo e deixe a quinoa descansar por 5 minutos com o. tampa ainda fechada. Amasse a quinoa com um garfo para separar os grãos. Numa tigela grande, misture a quinoa cozida, os tomates cereja cortados ao meio, o pepino cortado em cubos, o queijo feta esfarelado e as azeitonas pretas cortadas em rodelas.

Tempere com azeite virgem extra, sumo de limão, orégãos secos, sal e pimenta preta moída na hora. Misture tudo bem e sirva imediatamente. Valores nutricionais (por porção):

Calorias: 400 kcal (aproximadamente)

Gordura: 15g

Proteína: 15g

Carboidratos: 50 g

CONCLUSÃO

Obrigado por explorar a "Dieta Vegetariana 2025". Esperamos que as informações e receitas contidas neste livro tenham inspirado e orientado você para uma jornada alimentar mais saudável, ética e sustentável. Tentamos fornecer-lhe uma visão completa e prática dos benefícios da dieta vegetariana, juntamente com dicas úteis para integrá-la facilmente na sua vida diária. Adotar uma dieta vegetariana não é apenas uma escolha pessoal que afeta positivamente a sua saúde, mas é também um ato de responsabilidade para com o nosso planeta. Ao reduzir o consumo de produtos de origem animal, você ajuda a conservar os recursos naturais, reduzir a poluição e promover o bem-estar animal. Esperamos que as 100 deliciosas receitas, dicas práticas e informações nutricionais fornecidas neste livro tenham lhe fornecido as ferramentas necessário fazer escolhas alimentares informadas e aproveitar plenamente os benefícios de uma dieta vegetariana. Solicitação de revisão Seu feedback é extremamente importante para nós. Se você achou "Dieta Vegetariana 2025" útil e interessante, convidamos você a deixar um comentário. Suas opiniões nos ajudam a melhorar e criar conteúdos cada vez mais úteis e relevantes para nossos leitores. Além disso, suas avaliações podem ajudar outras pessoas a descobrir os benefícios de uma dieta vegetariana e a fazer escolhas alimentares informadas. Conte-nos a sua experiência: quais receitas você mais gostou? Que dicas você achou mais úteis? Como a escolha de adotar uma dieta vegetariana afetou sua vida?

Suas palavras podem fazer a diferença e inspirar outras pessoas a seguirem um caminho semelhante. Obrigado novamente por ler "Dieta Vegetariana 2025". Esperamos que este livro tenha lhe dado a motivação e o conhecimento necessários para adotar um estilo de vida mais saudável e sustentável. Boa sorte em sua jornada para o bem-estar e a sustentabilidade.

[KLARLOCK]